CORINNA LOROFF

FIT UND SCHLANK MIT HULA HOOP

südwest

INHALT

NICE TO MEET YOU

WER BIN ICH UND WARUM SCHREIBE ICH DIESES BUCH?

Huhu! Ich heiße Corinna, bin 33 Jahre alt, Mama von zwei kleinen Jungs und wohne in Dachau bei München.

Ich freue mich sehr, dass du dieses Buch in Händen hältst und dich mit mir zusammen an den Reifen wagen möchtest. Ich verspreche dir – nicht umsonst hat es der Hula-Hoop-Reifen aus der Kinderspielecke in die Sportabteilung geschafft. Egal ob du schlanker werden möchtest, deine Fitness verbessern willst oder einfach nur auf der Suche nach einer Gute-Laune-Sportart bist – du wirst das Hullern lieben!

Ich selbst bin über das Reifen-Revival mega happy. Denn der Hula-Hoop hat sich definitiv als fantastischer Unterstützer auf meinem Abnehmweg bewährt. Ich bin in Kombination mit einer Ernährungsumstellung seither nicht nur schon 17 Kilo losgeworden, sondern habe auch so großen Spaß an dem Sport entwickelt, dass ich mich zur Fitnesstrainerin habe ausbilden lassen.

Meinen Traumberuf habe ich glücklicherweise schon 2011 als Flugbegleiterin gefunden. Aus einer spontanen Idee heraus hatte ich mich damals noch während meines Studiums des Internationalen Tourismusmanagements bei Lufthansa beworben. Viele Jahre bin ich, erst als Flugbegleiterin und ab 2016 dann als Purser, also Kabinenchefin, durch die Welt gejettet. 2017 wurde ich mit unserem ersten Sohn schwanger und ging in die Babypause. Relativ dicht darauf folgte Sohnemann Nummer 2, sodass ich dazwischen nicht gearbeitet habe.

Bereits vor dem ersten Babybauch waren aufgrund eines Leistenbruchs einige Kilos auf meine Hüften gewandert, in der ersten Schwangerschaft habe ich dann weitere 17 Kilo zugenommen. Vor der zweiten Schwangerschaft wurde ich leider nur fünf davon wieder los. Mit viel Disziplin und fast ebenso viel Schwangerschaftsübelkeit schaffte ich es, in der nächsten Schwangerschaft nur diese fünf Kilos wieder zuzunehmen und mit demselben Gewicht zu entbinden wie beim ersten Mal. Schon bevor sich abzeichnete, dass ich durch pandemiebedingte Kurzarbeit auch nach der zweiten Elternzeit erst mal nicht zum Fliegen zurückkehren kann, habe ich beschlossen den Schwangerschaftskilos den Kampf anzusagen. Ich startete mit besagter Ernährungsumstellung nach der Logik des Intervallfastens in Kombination mit Kalorienzählen. Im Sommer 2020 holte ich dann zur Unterstützung einen alten Freund aus dem Schrank: den Hula-Hoop-Reifen …

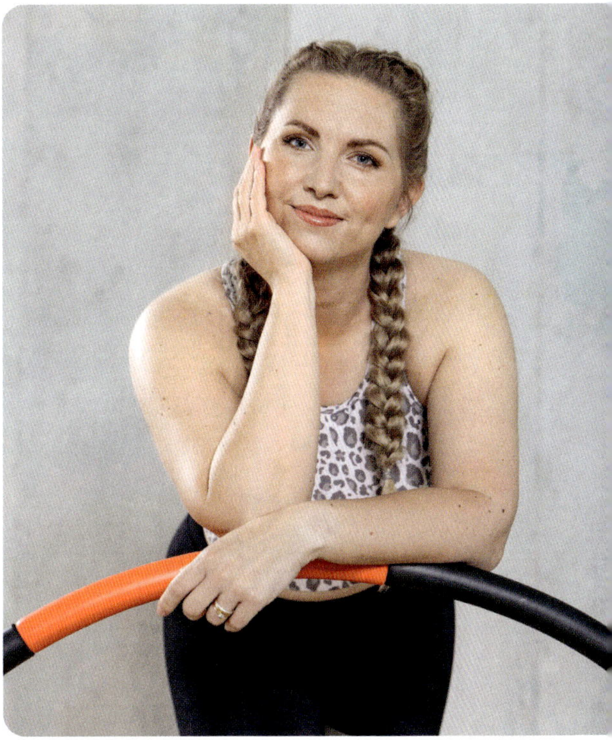

MEIN WEG ZUM HULA-HOOP

Hula-Hoop war in meiner Kindheit ein Klassiker der Outdoor- und Pausenhofspiele. Deshalb war ein eigener, glitzernder Reifen zum Zeugnis während meiner Schulzeit natürlich ein wertvolles Geschenk, das ich aufbewahrt habe. Zugegeben: Viele Jahre hat er ein eher tristes Dasein im Schatten meines Kleiderschrankes gefristet. Aber dafür steht er jetzt umso mehr im Rampenlicht.

Denn schnell habe ich festgestellt, dass sich der Reifen zu viel mehr eignet, als ihn nur um die Taille kreisen zu lassen. Ich habe begonnen neben dem reinen

Hullern immer häufiger Workouts im, mit und am Reifen einzubauen. Wie zuvor schon meinen Abnehmweg, habe ich vom ersten Versuch bis zum ausgeklügelten Workout auch meinen Weg mit dem Hula-Hoop auf meinem Instagram-Account @thecosmococo dokumentiert. Und zu meiner großen Freude und Motivation begleitete mich darauf eine immer größere Community Verbündeter, Fans und Hula-Begeisterter.

Seit Anfang 2021 veranstalte ich deshalb auf meinem Kanal regelmäßige Live-Hula-Hoop-Workouts und habe zwischenzeitlich einige professionelle Aufzeichnungen im Studio machen dürfen. Mit meiner Geschichte sowie den konkreten Tipps und Übungen in diesem Buch möchte ich viele weitere Mädels und Jungs zum Ausprobieren ermutigen, um den Spaß an diesem großartigen und effektiven Sport zu teilen.

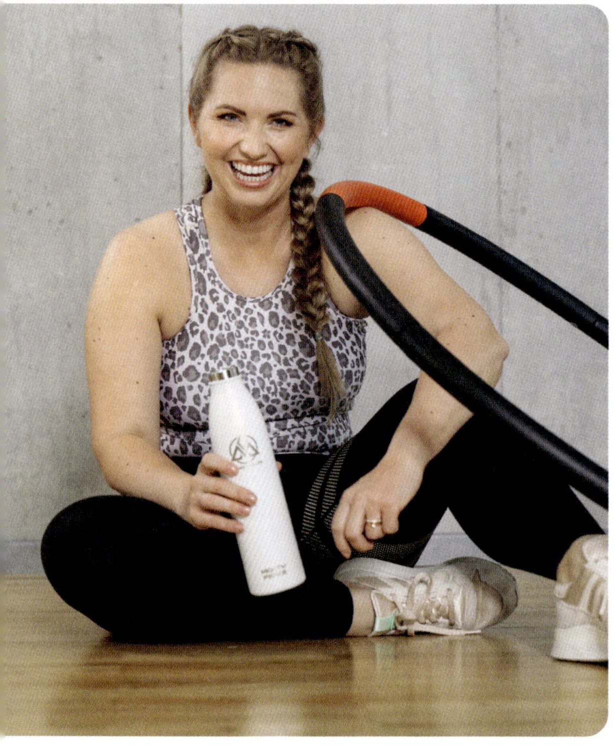

MEIN ABNEHMWEG

Viele Wege führen nach Rom oder – in diesem speziellen Fall – viele Methoden führen zur Gewichtsabnahme. Wichtig ist, dass du unter den zahllosen Möglichkeiten diejenigen findest, die für dich in deinem Leben langfristig umsetzbar sind. **Mein Abnehmweg ist eine Kombination aus drei Methoden:** Kalorienzählen, Intervallfasten und Sport.

Kalorienzählen: Die einfache Logik dahinter lautet, wer weniger Kalorien aufnimmt, als er benötigt, nimmt ab. Dafür musst du zunächst deinen persönlichen

Kalorienbedarf kennen. Ich empfehle die Berechnung deines Grundumsatzes (Energie, die dein Körper zum Erhalt aller Funktionen braucht) mit der Harris-Benedict-Formel. Für deinen Leistungsumsatz (Energie für Wärme und Aktivitäten) nutzt du die PAL-Werte. Beides zusammen ergibt deinen Tagesbedarf (siehe Seite 140).

Wichtig war mir, mich in Bezug auf den Gesamtkalorienwert täglich in einem Defizit von etwa 500 Kalorien zu befinden und dabei niemals den Grundumsatz zu unterschreiten. Damit habe ich pro Woche im Schnitt etwa 500 Gramm Fett abnehmen können, ohne die Muskelmasse anzugreifen. Worauf ich achte, ist, ausreichend Eiweiß zu mir zu nehmen, das heißt in meinem Fall mindestens 100 Gramm am Tag. Radikal verzichtet habe ich auf nichts.

Intervallfasten: Die einfache und, wie ich finde, alltagstaugliche Variante davon ist innerhalb von 24 Stunden eine strikte Essenspause von 14 bis 18 Stunden einzuhalten. Das bringt den Körper dazu, in dieser Phase auf die Fettreserven zurückzugreifen. Wichtig ist, dass man für sich sein persönliches Zeitfenster findet, das im Alltag optimal funktioniert. Ich habe meistens von 10:00 bis 17:00 gegessen. Das hatte bei mir zwei positive Effekte: Durch das kleinere Zeitfenster blieb mir erstens weniger Zeit zum Essen, wodurch ich selten zu viele Kalorien aufgenommen habe. Zweitens ging ich nicht mehr vollgegessen ins Bett und hatte dadurch einen viel besseren und erholsameren Schlaf. Und nebenbei wurde mit der Zeit auch mein Hautbild immer klarer.

Sport: Aktivität und sportliche Betätigung hat mich auf dem gesamten Abnehmweg enorm unterstützt. Ich habe nicht nur während des Sports Kalorien verbrannt – die ich meistens nicht zusätzlich gegessen habe, sondern als Booster bei der Abnahme genutzt habe – sondern auch Muskeln aufgebaut, die mir geholfen haben, meinen Grundumsatz zu steigern. Das bedeutet, dass auch ohne besondere Aktivität schon mehr Kalorien verbrannt werden. Gerade bei größerer Gewichtsreduktion kann Sport während der Abnahme außerdem helfen, dass sich die Haut gleichmäßig zurückbildet.

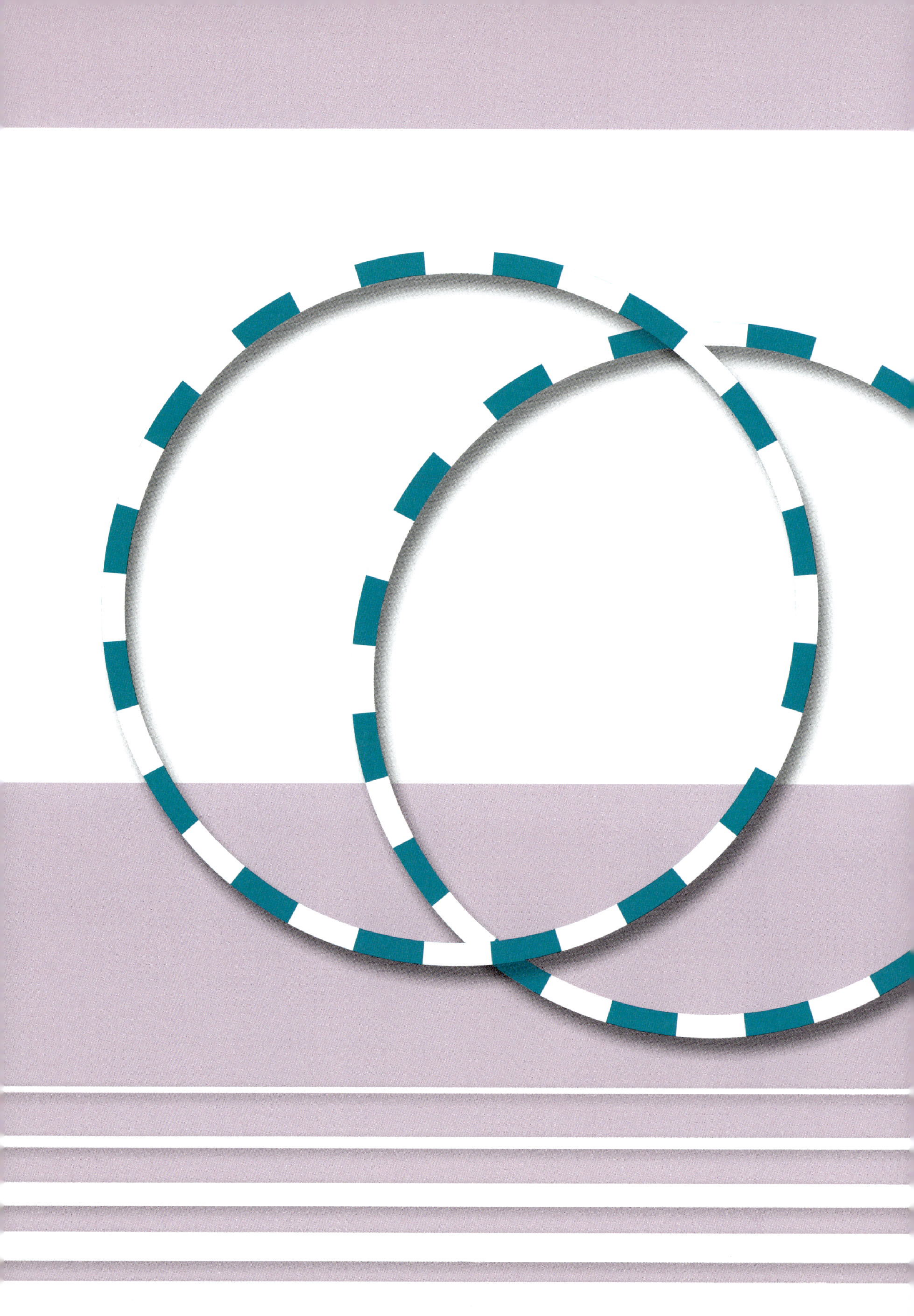

LET'S TALK:

DIE VORBEREITUNG

VORTEILE UND MÖGLICHKEITEN

Viele Mädels und auch Jungs machen zurzeit Hula-Hoop. Und ich nehme an, auch du hast dich für dieses Buch entschieden, weil du Lust auf das Training mit dem Reifen hast. Ich kann nur noch einmal sagen: eine Spitzenidee! Denn Hula-Hoop ist eine unkomplizierte, gesunde, effiziente und sehr abwechslungsreiche Sportart. Solltest du noch am Überlegen sein, ob das Hullern auch etwas für dich ist, werden dich die folgenden gesammelten Vorteile und Möglichkeiten hoffentlich überzeugen.

EINE GÜNSTIGE, FLEXIBLE UND GESUNDE SPORTART

Schon nach kurzer Recherche wirst du feststellen: Die Kosten für Hula-Hoop sind im Vergleich zu anderen Sportarten sehr überschaubar. Was du auf jeden Fall brauchst, ist ein Reifen. Weitere Investitionen für zusätzliches Equipment oder spezielle Bekleidung kommen nicht auf dich zu.

Hula-Hoop kannst du außerdem wirklich überall machen – egal ob im heimischen Wohnzimmer, im Garten, im Park, im Hotelzimmer, im Urlaub am Strand oder sogar im Büro. Ein bisschen mehr als 1 Quadratmeter Platz reicht schon aus. Dadurch, dass sich die allermeisten Reifen sehr einfach zerlegen lassen, sind das Verstauen und der Transport kein Thema.

Was deine Trainingszeiten betrifft, bist du mit dem Reifen vollkommen flexibel. Denn du bist weder an irgendwelche Öffnungszeiten gebunden, noch macht das Hullern Lärm. Du kannst den Reifen also bedenkenlos zu jeder Tages- und Nachtzeit kreisen lassen. Ideal, wenn du zum Beispiel in Schichtarbeit tätig bist oder besonders hellhörige Nachbarn hast!

Natürlich hat Hula-Hoop auch viele gesundheitliche Vorteile. Als sogenannte „Low-Impact-Sportart" belastet es bei richtiger Ausführung die Gelenke kaum und setzt nur wenig Kondition voraus.

Dadurch eignet sich der Sport für Menschen jeden Gewichts und Fitnesslevels. Du kannst mit dem Hula-Hoop-Reifen nicht nur deine Körpermitte stabilisieren und verschlanken, sondern deinen ganzen Körper trainieren.

Ideal ist Hula-Hoop auch – nach dem Go von Hebamme und/oder (Frauen-)Arzt – nach einer Geburt oder bei anders begründeten Inkontinenz- und Beckenbodenproblemen, da die Grundbewegungen mit dem Reifen ein super Beckenbodentraining sind. Aber hier gilt: Weniger ist definitiv mehr, bei schwachem Beckenboden nicht mit dem Gewicht des Reifens übertreiben. Ein schwerer Reifen übt einen leichten Druck auf die Organe aus, diese werden dann leicht nach unten, also Richtung Beckenboden, gedrückt. Ist dein Beckenboden zum Beispiel durch eine vorausgegangene Schwangerschaft geschwächt, solltest du vor allem anfangs darauf achten, mit einem leichten Reifen zu trainieren.

Außerdem hilft Hullern, die gesamte Körperhaltung zu verbessern – perfekt für alle, die zum Beispiel lange am Schreibtisch sitzen!

VARIANTENREICHE TRAININGSMÖGLICHKEITEN

Nicht zuletzt finde ich die unzähligen Möglichkeiten des Trainings im, am und mit dem Reifen super. Du kannst es entspannt gestalten und einfach zu deiner Lieblingsmusik den Reifen kreisen lassen. Mit etwas Übung ist es auch möglich, während des Hullerns deine Lieblingsserie zu schauen, ein Hörbuch zu hören oder sogar ein Buch zu lesen!

Wenn es sportlicher werden soll oder du einzelne Trainings noch effizienter gestalten willst, kommen zusätzliche Übungen ins Spiel. Im Praxisteil findest du eine große Auswahl, richtig kombiniert (eine Anleitung findest du auf Seite 130f.) ergeben sie tolle Workouts. Anfänger können damit Schritt für Schritt ihre Fitness aufbauen, Fortgeschrittene ordentlich Kalorien verbrennen und selbst als Profi kannst du dich mit Hula-Hoop mit allerlei Varianten nahezu unbegrenzt auspowern und fordern. Viele Übungen werden natürlich hullernd absolviert, aber auch ohne dass der Reifen um deine Taille kreist, kannst du ihn als Trainingsgerät und Hilfsmittel nutzen.

DEN PASSENDEN REIFEN FINDEN

Aus meiner Erfahrung heraus kann sich die Suche nach dem richtigen Reifen oft zur Suche nach der sprichwörtlichen Nadel im Heuhaufen entwickeln. Damit du trotzdem möglichst schnell den für dich perfekten Reifen in Händen hältst, gibt es einige Kriterien und Tipps zu beachten.

WAS MACHT EINEN GUTEN REIFEN AUS?

Auf was es vor allem ankommt, und das wird dich jetzt vermutlich nicht wirklich überraschen, ist die Qualität! Mit einem hochwertigen Reifen fällt dir nicht nur der Einstieg ins Hullern wesentlich leichter, sondern du hast auch langfristig wesentlich mehr Spaß an deinem Sportgerät.

Wichtig ist, dass der Reifen stabil ist. Das testest du einfach, indem du ihn waagrecht vor dich hältst. Dabei sollte er kaum durchhängen.

Der Durchmesser ist passend, wenn dir der Hula-Hoop aufgestellt etwa bis zum Bauchnabel reicht.

Bei den aktuell angesagten, sogenannten Fitness-Hoops, also den schweren Reifen, empfehle ich ein Einsteigergewicht von 800 Gramm bis 1,2 Kilo. Solltest du über 85 Kilo wiegen, kannst du auch mit einem 1,5-Kilo-Reifen beginnen.

Ansonsten empfehle ich bei einem Fitnessreifen eine Schaumstoffbeschichtung. Wellen im Reifen verstärken den Massageeffekt. Von einem Reifen mit festen Noppen aus Plastik rate ich dir anfangs ab. Beginne lieber mit einem leichteren Reifen und steigere dich.

WOHER BEKOMME ICH EINEN REIFEN?

Das war wohl die meistgestellte Frage der letzten Monate auf Instagram an mich. Bei aller Freude über die zunehmende Zahl an Gleichgesinnten, die die Begeisterung für Hula-Hoop teilen, ist das auch der Grund, warum die Auswahl eines guten Reifens schwieriger geworden ist. Hula-Hoop ist ein Trendsport geworden und die Nachfrage für Reifen ist dadurch natürlich extrem gestiegen. Das hat einerseits den Preis deutlich in die Höhe getrieben – 100 Euro für einen neuen Reifen ist keine Seltenheit mehr – andererseits hat es auch dazu geführt, dass sich viele profitorientierte Anbieter auf dem Markt tummeln, die minderwertige Ware anbieten.

Dennoch gibt es auch sehr gute auf Hula-Hoop-Reifen spezialisierte Onlineshops. Aus meiner Erfahrung kann ich zum Beispiel Mighty Peaks, ProIron, Nourix, Hoopomania oder Powerhoop empfehlen. Dort gibt es zwar oft Vorverkaufsfristen, das Warten lohnt sich aber. Mein Tipp: Die relevanten Tage im Kalender vermerken, den Wecker stellen und im Tagesverlauf immer wieder nachschauen. Auch auf Amazon findest du gute Reifen. Auf meinem Instagram-Account habe ich ein großes Highlight mit Reifentests, das du dir gerne anschauen kannst.

Wenn ihr euch für einen leichteren Reifen interessiert, gibt es viele Anbieter, die diese in hervorragender Qualität in Einzelanfertigung direkt auf eure Maße herstellen. Selbstverständlich könnt ihr einen Reifen auch gebraucht über die einschlägig bekannten Portale kaufen. Hier ist aber Vorsicht geboten: Die Preise sind dort oft für gebrauchte Reifen höher als für neue Modelle in den Onlineshops!

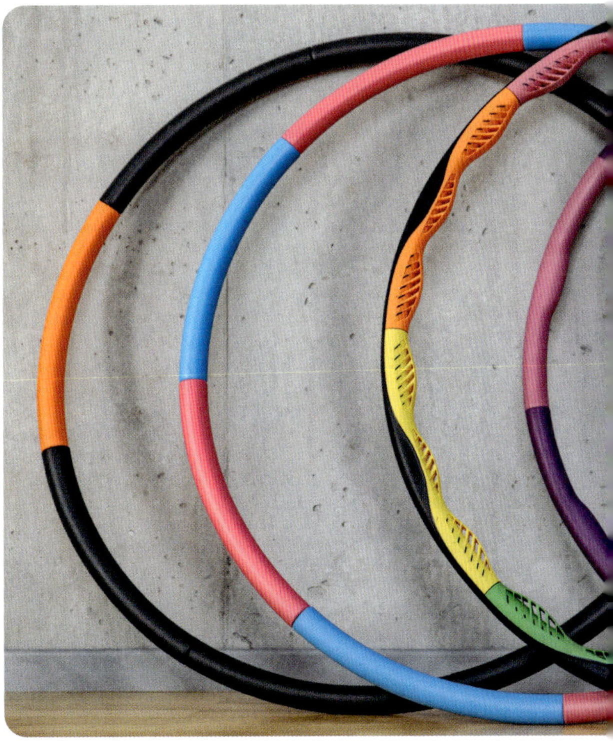

DOS AND DON'TS

DOS

- In einen hochwertigen Reifen investieren! Damit hast du von Beginn an garantiert mehr Spaß an der neuen Sportart, weil du im Training nicht von schlechtem Material gebremst oder eingeschränkt wirst.
- Langsam beginnen! Für Neueinsteiger reichen 2–5 Minuten täglich völlig aus.
- Geduld haben! Bei vielen dauert es mehrere Wochen, bis der Reifen „oben bleibt".
- Zu Musik hullern! Mit Takt klappt es oft viel leichter.
- Barfuß hullern! Ohne dämpfende Sohle oder rutschige Socken hast du mehr Gefühl und den besten Stand.
- Workouts einbauen! Damit erreichst du den größtmöglichen Trainingseffekt und dein Abnehm- oder Fitnessziel viel schneller.
- Workout-Inspiration holen! Für dauerhafte Motivation und immer wieder neue Reize für die Muskeln ist Abwechslung wichtig. Nutze deshalb die Variationsmöglichkeiten hier in diesem Buch oder schaue natürlich auch gerne auf meinem Instagram-Account @thecosmococo vorbei.

DON'TS

- Zu früh aufgeben: Gerade am Anfang kann es länger dauern, bis der Reifen oben bleibt. Also dranbleiben!

- Nur in eine Richtung hullern: Damit trainierst du die Muskeln auf einer Körperseite teilweise stärker, was über die Zeit zu Asymmetrien und dadurch zu Verspannungen, Schmerzen oder sogar Verletzungen führen kann.

- Bei blauen Flecken weiter hullern: Hämatome sind eine deutliche Reaktion deines Gewebes auf die ungewohnte Belastung durch den Reifen. Pausieren ist dann sehr wichtig, um deinem Körper in der Anpassungsphase Zeit zur vollständigen Regeneration zu geben.

- Reifen zur Aufbewahrung an die Wand lehnen: Durch sein Eigengewicht wird dabei sonst aus dem Kreis ein Ei. Hula-Hoops immer liegend lagern oder an die Wand hängen.

- Mit einem zu schweren Reifen beginnen: Viel hilft nicht gleich viel, sondern kann hier zu unangenehmen blauen Flecken führen und damit zu unnötigen Schmerzen, Frust und Trainingsabbruch.

- Im dicken Pullover hullern: In einem zu dicken Oberteil hast du kaum ein Gefühl für den Reifen. Viel besser eignet sich ein enges, dünnes Shirt; am besten trägst du nur einen Sport-BH oder knotest das Shirt hoch, um den Reifen direkt auf deiner Haut zu spüren.

- Mit rutschigen Socken hullern: Ohne festen Stand hast du keinen Spaß, im blödesten Fall verletzt du dich dadurch sogar. Am besten geht es barfuß, ansonsten empfehle ich Sportschuhe oder spezielle Hula-Hoop-Socken.

- Deine Knie beim Hullern komplett durch- oder sogar überstrecken: Dadurch benutzt du dein Kniegelenk nicht. Die Folge sind unnatürliche, ungesunde (Ausweich-)Bewegungen, die das Verletzungsrisiko erhöhen und auf Dauer schaden.

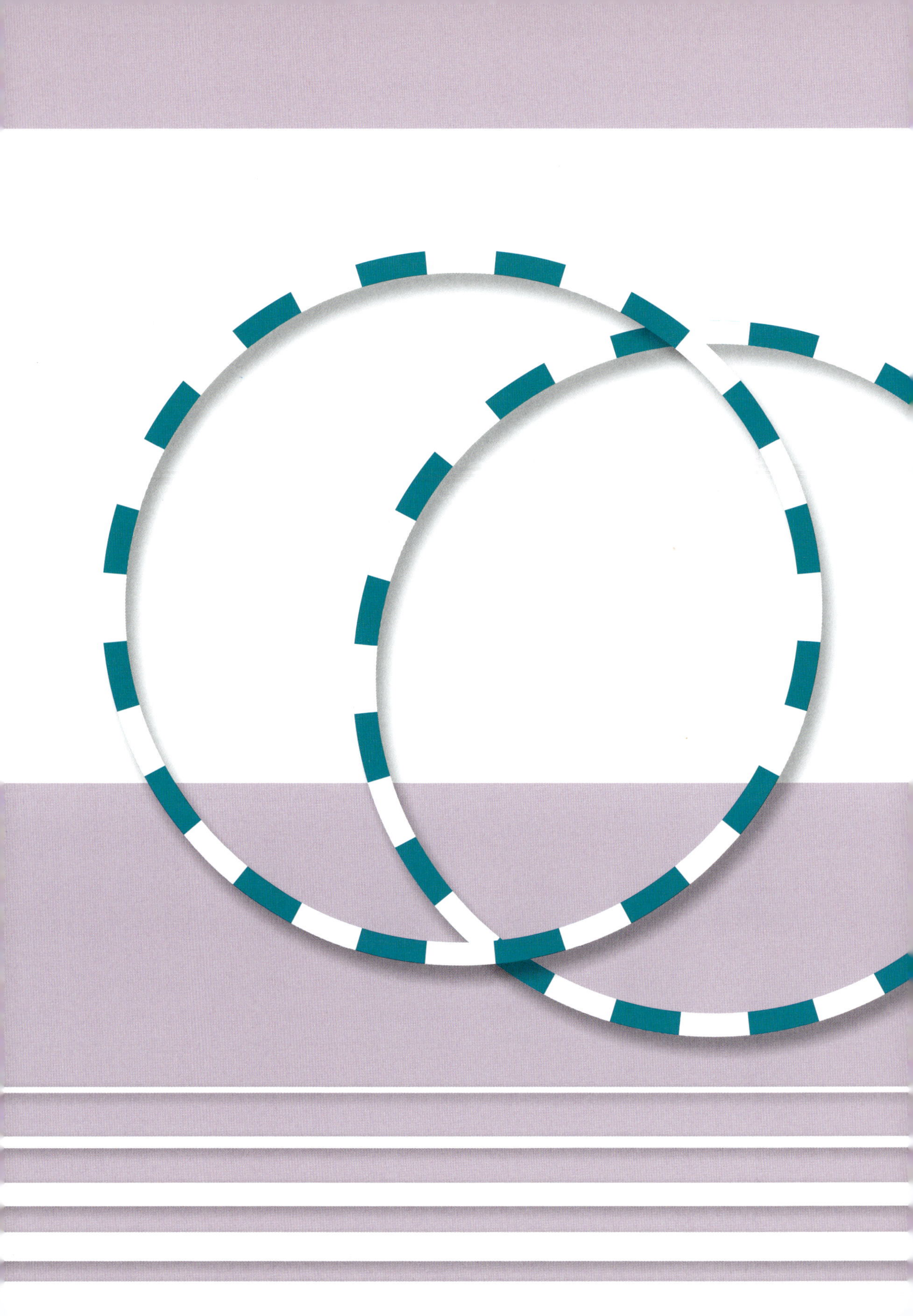

LET'S TRY:

DER START

WIE FÄNGT MAN AN?

So langsam reicht es mit der Theorie und es wird Zeit für die Praxis, oder? Dein Reifen ist da und du hast Zeit und Lust, mit der ersten Übungseinheit zu starten. Super! Suche dir einen Platz mit festem Untergrund und wirf dich in dein Sportoutfit. Am besten hullerst du barfuß oder mit festen Schuhen. Auch spezielle Hula-Hoop-Socken sind super. Normale Strümpfe dagegen eignen sich nicht, da sie zu rutschig sind und du keinen festen Stand hast. Ansonsten empfehle ich dir eine Sporthose, ich bevorzuge Leggings oder Hosen mit körpernahen Schnitten. Oben ist ein enges Shirt gut. Noch besser ist es, jeden störenden Stoff wegzulassen und nur einen gut sitzenden Sport-BH und Hose zu tragen, denn auf nackter Haut hat der Reifen den besten Grip.

Bevor du wirklich loslegst, checkst du noch mal deine unmittelbare Umgebung. Lose und gläserne Gegenstände, die leicht zu Bruch gehen, solltest du erst mal aus dem Weg räumen. Stelle bitte auch sicher, dass dir keine Kinder oder Haustiere in den schwingenden Reifen laufen können, um unschöne Unfälle und Verletzungen zu vermeiden.

Wenn du bereit bist und alle Gefahrenquellen beseitigt sind, kannst du in deinen Reifen steigen. Dann heißt es Bauchspannung aufbauen! Dafür spannst du deine Bauchdecke so an, als ob du einen Sit-up machen wollen würdest. Wenn du wenig oder keine Sporterfahrung hast und unsicher bist, wie sich das anfühlen sollte, gibt es einen einfachen Test: Lege eine Hand auf deinen Bauch und achte darauf, was passiert, wenn du ganz laut und energisch „Hey" rufst. Du wirst spüren, wie sich die Bauchdecke während des Ausrufs automatisch anspannt. Diese Spannung versuchst du nun dauerhaft zu halten. Sie stabilisiert den Rumpf und ist wichtig, damit dein Reifen beim Hullern oben bleibt.

Im nächsten Schritt geht es an den Abwurf. Dafür sollte dein Stand fest und etwas breiter als schulterbreit sein. Wenn es sich für dich besser anfühlt, kannst du alternativ auch ein Bein nach vorne stellen, also eine Schrittstellung einnehmen. In beiden Fällen unbedingt darauf achten, dass die Knie leicht gebeugt bleiben. Mit den Händen greifst du deinen Reifen links und rechts jeweils mittig und hältst ihn parallel zum Boden auf Taillenhöhe. Deine Arme sind dadurch in etwa im 90-Grad-Winkel gebeugt. Um den Hula-Hoop jetzt zum Rotieren zu bringen, legst du ihn so an deinen Körper an, dass er den unteren Rücken sowie den schlanksten Punkt deiner Taille auf einer Seite berührt. Du nimmst Schwung, indem du deinen Oberkörper entgegen deiner Huller-Richtung eindrehst, und wirfst gleichzeitig den Reifen in die Richtung, in die du hullern willst, ab.

Der Impuls beim Abwurf sollte etwa so stark sein, dass der Reifen auch ohne weitere Bewegungen von dir etwa zwei Mal um deinen Körper kreist. Um ein Gefühl zu entwickeln, kannst du das ruhig einige Male ausprobieren. Wenn du so weit bist, schwingst du direkt nach dem Abwurf mit.

Die Bewegung, die den Reifen oben hält, ist dabei kein ausschweifendes Kreisen der Hüfte, sondern eine kurze und knackige Vorwärts-Seitwärts-Bewegung, die eher klein, aber dafür kraftvoll ist. Die Ruhe und Gleichmäßigkeit der Bewegung kommen mit der Zeit, wenn du regelmäßig übst. Es ist ganz normal, dass du als Anfänger deinen Oberkörper noch mehr mitbewegst und die Schwungbewegung etwas ausladender ist. Um dir selbst einen Rhythmus vorzugeben und den Kopf auszuschalten, eignet sich etwas flottere Musik super. Für ein gutes Huller-Tempo kannst du alle Songs mit einer Geschwindigkeit von 122–130 BPM hören.

ZEITPLAN FÜR BEGINNER

Wenn du bisher noch keine Erfahrung mit dem Hula-Hoop sammeln konntest, ist zu Beginn weniger mehr. Als Einsteiger empfehle ich 2–5 Minuten täglich zu üben. Steigere dich langsam. Nach der ersten Woche kannst du deine Trainingszeit jeden Tag um 1 Minute verlängern. Ab 10 Minuten Hula-Hoop-Dauer solltest du alle paar Tage einen Rest Day einbauen, damit deine Muskeln genug Zeit haben, sich zu regenerieren. Ein Starter-Plan für Woche 1–3 sieht nach diesen Leitlinien wie folgt aus:

Tag 1 + Tag 2	2 Minuten
Tag 3 + Tag 4	3 Minuten
Tag 5 + Tag 6	4 Minuten
Tag 7	5 Minuten
Tag 8	6 Minuten
Tag 9	7 Minuten
Tag 10	8 Minuten
Tag 11	9 Minuten
Tag 12	10 Minuten
Tag 13	Rest Day
Tag 14	10 Minuten
Tag 15	11 Minuten
Tag 16	12 Minuten
Tag 17	13 Minuten
Tag 18	14 Minuten
Tag 19	Rest Day
Tag 20	14 Minuten
Tag 21	15 Minuten

Nach drei Wochen sollte dein Körper an den Reifen gewöhnt sein und du kannst dich weiter nach Belieben steigern. Falls der Reifen noch nicht wirklich kreisen will: Gib nicht auf!

Gerade am Anfang kann Hula-Hoop wirklich sehr frustrierend sein, denn oft dauert es Wochen, bis der Reifen überhaupt oben bleibt. Übe am Anfang täglich Bauchspannung und Abwurftechnik; am besten direkt abwechselnd in beide Richtungen. Für ein gesundes Training ist es später wichtig, dass du regelmäßig wechselst. Das fällt dir leichter, wenn du von Beginn an das Hullern in beide Richtungen geübt hast.

Sollte die Schwerkraft weiterhin gewinnen und der Reifen ständig fallen, hilft dir vielleicht die Schrittstellung. Mit der Fußspitze des vorderen Fußes tapst du dann im Takt einer flotten Musik – z. B. „Candyman" von Christina Aguilera – nach unten auf den Boden, wie beim Treten des Gaspedals. Diese Bewegung hilft dir, den Reifen oben zu halten.

STEIGERUNGSMÖGLICHKEITEN

Wenn dir nach einigen Wochen „langweilig“ wird, weil du mindestens 30 Minuten locker vor dich hin hullern kannst, ohne eine großartige Belastung zu spüren, hast du zwei Möglichkeiten, dich wieder mehr zu fordern. Zum einen kannst du dein Trainingsgerät verändern, zum anderen dein Training durch zusätzliche Kräftigungsübungen abwechslungsreicher sowie effektiver gestalten.

Solltest du zunächst weiter beim reinen Hullern bleiben wollen, kannst du entweder auf einen schwereren Reifen umsteigen oder du nimmst einen richtig leichten Dance-Hoop! Richtig gelesen – ein deutlich leichterer und dünnerer Reifen kann ebenfalls eine ganz neue Herausforderung sein. Das geringe Eigengewicht sorgt nämlich dafür, dass du viel mehr arbeiten musst, um ihn in Schwung zu halten. Das Hullern geht damit nochmals wesentlich stärker auf die Tiefenmuskulatur.

Schwere Reifen gibt es bis zu 3,1 Kilo. Diese sind dann oft aus Hartplastik und mit festen Noppen. Hier solltest du auf jeden Fall beim Umstieg noch mal aufpassen, da schnell wieder Hämatome auftreten können, die dir eine Zwangspause aufdrücken. Kalkuliere also am besten von vorneherein mehr Regenerationszeiten ein und überlege dir alternative Trainingseinheiten mit Reifen ohne Hullern (siehe Seite 128f.), damit du nicht aus deinem Sport-Rhythmus kommst.

Falls du mit deinem aktuellen Reifen glücklich bist, dir keinen weiteren anschaffen willst oder auch mit den schwersten und leichtesten Hoops den Dreh raushast, steht dir natürlich die ganze Welt der Hula-Hoop-Workouts offen, um den Trainingseffekt zu steigern. Mit diesem Buch hast du dafür ab Seite 24 eine große Auswahl an Übungen und ab Seite 114 fertige Workout-Pläne zur Hand.

HULA-GUIDE KOMPAKT

- ✔ Reifen: Auf gute Verarbeitung und die Stabilität achten! Der Reifen sollte nicht durchhängen.
- ✔ Outfit: Enge Sportklamotten tragen. Am besten eignet sich ein Sport-BH. Den optimalen Grip hat der Reifen direkt auf der Haut.
- ✔ Trainingsort: Auf ausreichend Platz achten (einen Radius von ca. zwei Metern), um keine Gegenstände oder Möbel zu beschädigen und Unfälle zu vermeiden.
- ✔ Ausgangsstellung: Hüft- bis schulterbreiten Stand einnehmen, alternativ Schrittstellung. Die Knie sollten niemals komplett durchgestreckt, sondern locker gebeugt sein.
- ✔ Bauchmuskulatur: Den Bauch vor dem Abwurf des Reifens bereits leicht anspannen und diese Bauchspannung während des Hullerns dauerhaft aufrechterhalten. Tipp: Laut „Hey!" auszurufen hilft die Bauchmuskulatur wahrzunehmen.
- ✔ Abwurf: Den Oberkörper mit dem Reifen entgegen der Huller-Richtung möglichst weit eindrehen, um Schwung zu holen. Aus dieser Position zurück zur Mitte bewegen und gleichzeitig den Reifen mit den Händen in die Huller-Richtung andrehen. Der Impuls sollte so stark sein, dass der Reifen ohne weitere Bewegungen etwa zweimal um den Körper kreist.
- ✔ Trainingsumfang: Für Anfänger bietet der „Starter-Plan" (siehe Seite 20) Orientierung. Später bestimmen Fitnesslevel und Workout die Trainingsdauer.

- ✔ Blaue Flecke: Eine häufige Reaktion des Körpers auf die ungewohnte Belastung bei Anfängern und Wiedereinsteigern. Unbedingt Huller-Pause einlegen, heilen lassen und danach erneut langsam starten. Mehr dazu auf Seite 136f.
- ✔ Workouts: Zusätzliche Kräftigungsübungen und Übungsabfolgen im und mit dem Reifen sorgen für die besten Trainingsergebnisse. Pläne ab Seite 115.
- ✔ Ruhepausen: Erholungstage fest mit einplanen, um dem Körper Zeit zum Regenerieren zu geben. Bei blauen Flecken Sonderpausen einlegen bzw. Trainingseinheiten ohne Hullern planen.
- ✔ Musik: Songs mit 122–130 BPM (beats per minute) geben den perfekten Rhythmus für ein gutes Huller-Tempo vor.
- ✔ Essen und Trinken: Etwa 1,5 Stunden vor dem Hullern nichts mehr essen und während des Trainings stilles Wasser kohlensäurehaltigen Getränken vorziehen, um Aufstoßen und Übelkeit zu vermeiden.
- ✔ Aufbewahrung: Reifen entweder flach auf den Boden legen oder an die Wand hängen. Niemals auf den Boden stellen und anlehnen. Alle paar Wochen die Einzelteile der Reifen umstecken, um die Qualität zu erhalten.

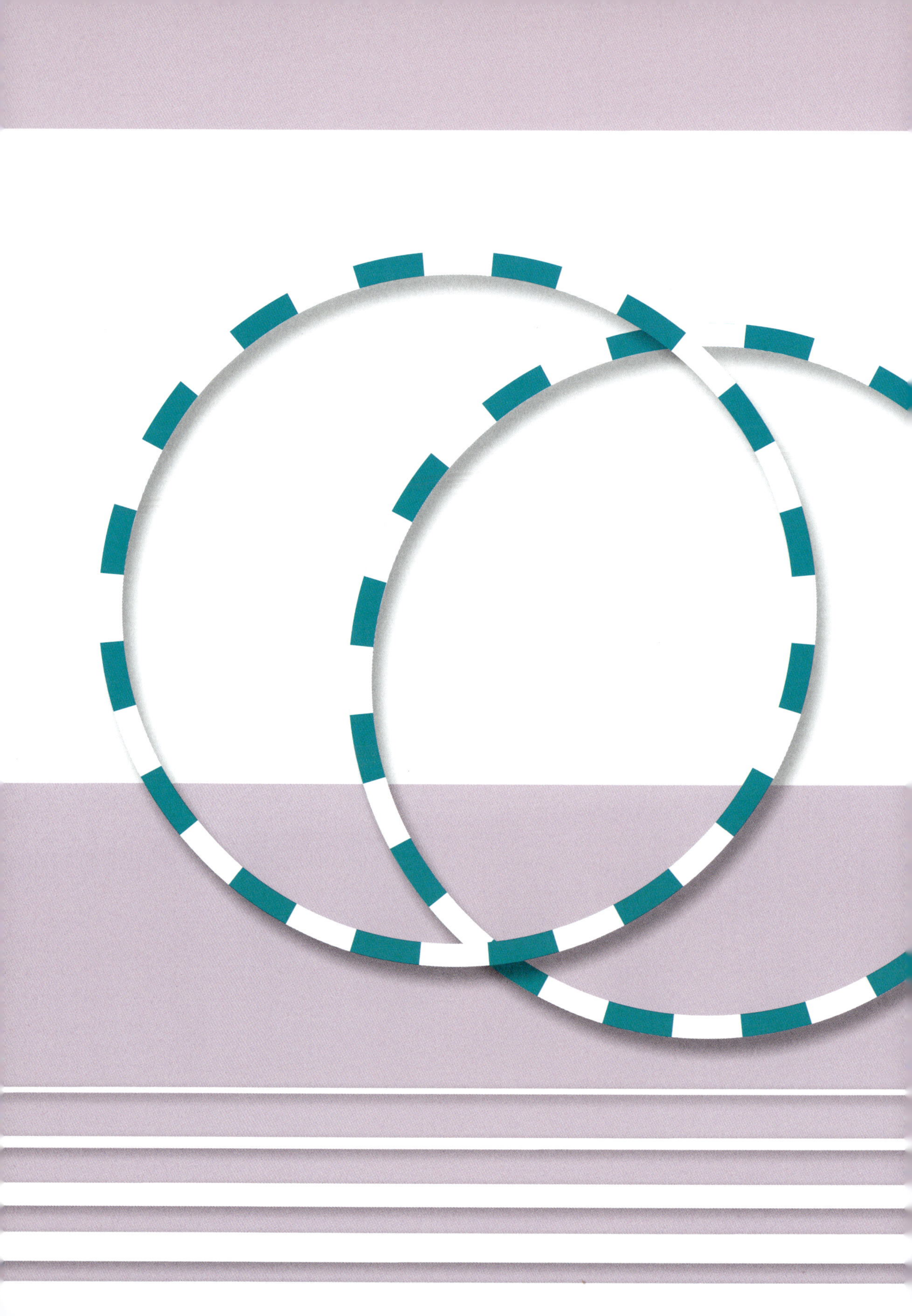

LET'S GO:
DIE ÜBUNGEN

KURZE TRAININGSEINWEISUNG

Für schnellere Erfolge empfehle ich, nach einiger Zeit zwei bis drei Workouts pro Woche in dein Hula-Hoop-Training einzubauen. In diesem und im folgenden Kapitel findest du eine breite Auswahl an Übungen für zusätzliches Arm- & Oberkörper-, Bein- oder Ganzkörpertraining – gekennzeichnet mit den entsprechenden Anfangsbuchstaben (A), (B) bzw. (G). In diesem Kapitel zeige ich dir 60 Einzelübungen, gegliedert in die Kategorien **Warm-up, Hauptübungen und Cool-down.** Im Anschlusskapitel ab Seite 113 warten sieben bereits von mir zusammengestellte 30-Minuten-Workouts zu unterschiedlichen Themen bzw. für bestimmte Muskelgruppen darauf, von dir ausprobiert zu werden. Und damit auch sicher für Abwechslung gesorgt ist, habe ich mir ein cooles Baukasten-System überlegt, mithilfe dessen du dir aus den Einzelübungen selbst weitere individuelle Workouts zusammenstellen kannst (siehe dazu die ausführliche Erklärung auf den Seiten 130/131). Mit diesem Mix wird das Training garantiert niemals langweilig!

WARM-UP

Bitte verzichte egal in welcher Variante niemals darauf, dich vollständig aufzuwärmen! Warm-up-Übungen sind vor jedem Workout essenziell. Du stimmst dabei nicht nur den Kopf auf das nachfolgende Training ein, sondern bringst vor allem deinen Körper auf Betriebstemperatur und beugst somit Verletzungen vor. Die ersten 10 Übungen eignen sich perfekt für die Vorbereitung und den Einstieg in ein Workout.

COOL-DOWN

Ebenso wichtig ist es nach einem fordernden Hauptteil, das Herz-Kreislauf-System wieder langsam herunterzufahren und für den Kopf einen sanften Ausstieg aus dem Power-Modus zu finden. Ein paar gezielte Abschlussübungen für die beanspruchten Muskeln helfen außerdem, den Muskelkater zu vermindern.

LANGSAMES HULLERN

Die ideale Einsteiger- und Basisübung, bei der du dich auf die Grundbewegung beschränkst.

- Du stehst schulterbreit mit leicht gebeugten Knien, wirfst den Reifen ab und hullerst.
- Entscheidend ist, dass du die Bewegung nicht im gewohnten, flotten Tempo ausführst, sondern den Reifen bewusst etwas langsamer um deine Taille kreisen lässt.
- Dazu atmest du kontrolliert ein und aus und bereitest dich mental auf das folgende Workout vor.
- Halte 1 Minute durch. Wechsle nach der halben Zeit die Huller-Richtung.

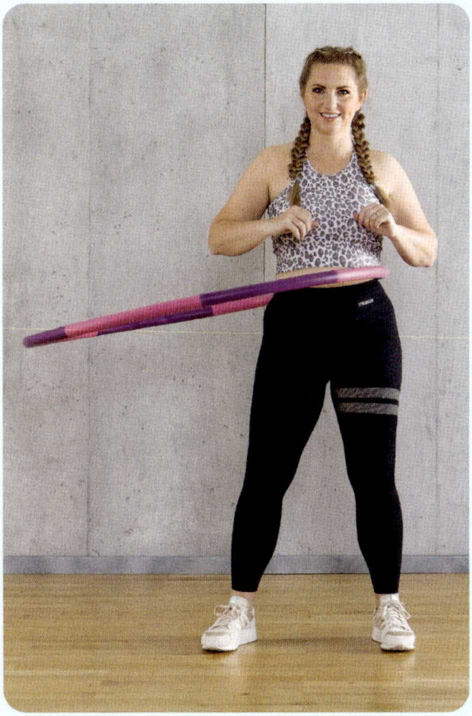

SCHULTERKREISEN

Eine angenehme und effektive Übung nach langem Sitzen am Schreibtisch zur Mobilisation der oft verspannten Schulter- und Nackenmuskulatur.

→ Du stehst schulterbreit mit leicht gebeugten Knien, wirfst den Reifen ab und hullerst in moderatem Tempo. Die Arme hältst du locker gebeugt oberhalb des kreisenden Reifens.

→ Während der Reifen kreist, hebst du deine Schultern etwas an und rollst sie in einer Kreisbewegung nach hinten unten und wieder nach vorne oben.

→ Wichtig ist, dass du im Oberkörper aufrecht bleibst. Schiebe dafür dein Brustbein nach vorne oben und achte darauf, dass dein Kinn oben und dein Hals lang bleibt. Wiederhole die Bewegung für 1 Minute.

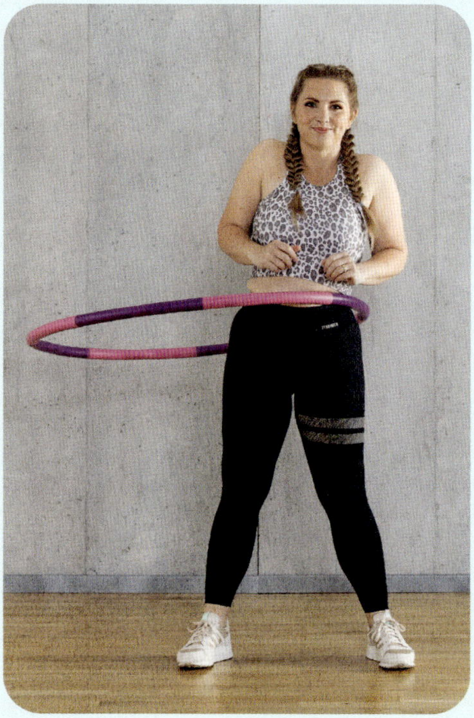

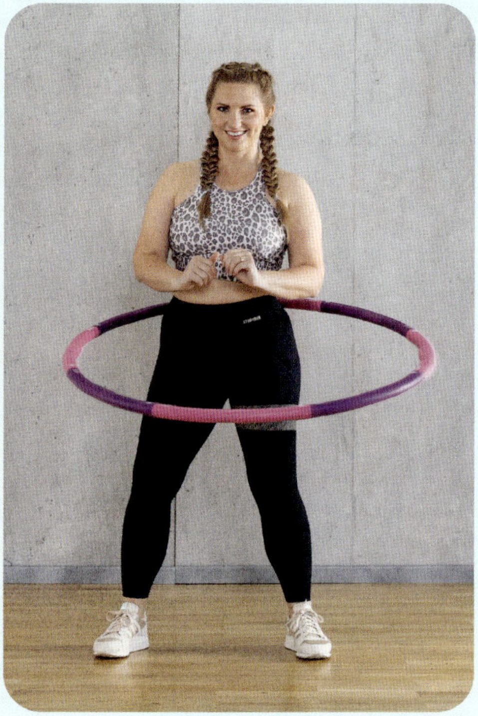

SIDE-TO-SIDE-ROTATION

Eine Mobilisationsübung für die seitliche Bauchmuskulatur sowie den unteren Rücken. Ohne Hullern.

- Du stehst hüftbreit mit leicht gebeugten Knien.
- Den Reifen hältst du wie ein Lenkrad vor dich, wobei du deine linke Hand auf 9 Uhr, deine rechte auf 3 Uhr platzierst. Die Ellenbogen sind leicht gebeugt.
- Während der Reifen in dieser Position bleibt, drehst du dich, so weit es dir möglich ist, mit dem kompletten Oberkörper nach links. Die Ferse des rechten Fußes löst du dabei vom Boden und du drehst das Bein auf den Zehenspitzen mit ein. Den Kopf drehst du ebenfalls mit. Anschließend kehrst du in die Ausgangsposition zurück. Von dort drehst du dich mit gelöster linker Ferse nach rechts und wieder zur Mitte.
- Achte darauf, dass du in den Schultern locker bleibst und diese nicht zu den Ohren ziehst.
- Wiederhole die Rotationsbewegung 1 Minute lang abwechselnd und kontrolliert auf beide Seiten.

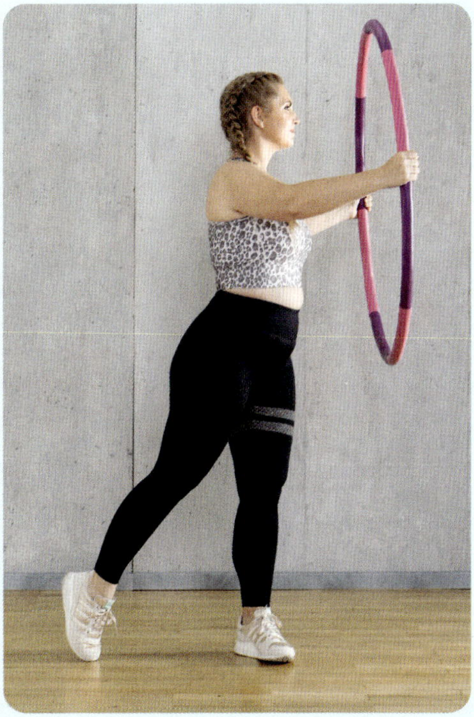

IM REIFEN LAUFEN

Eine einfache Übung zur Aktivierung des Herz-Kreislauf-Systems, die sich besonders eignet, wenn du wegen blauer Flecken pausieren musst. Ohne Hullern.

- Den Reifen legst du auf den Boden und stellst dich mittig hinein.
- Du stehst hüftbreit mit leicht gebeugten Knien. Der Blick geht nach vorne. Du bleibst aufrecht im Oberkörper.
- Innerhalb der Begrenzung durch den Reifen joggst du locker auf der Stelle. Deine Arme schwingen dabei leicht angewinkelt mit.
- Konzentriere dich auf eine gleichmäßige Atmung.
- Halte für 1 Minute durch.

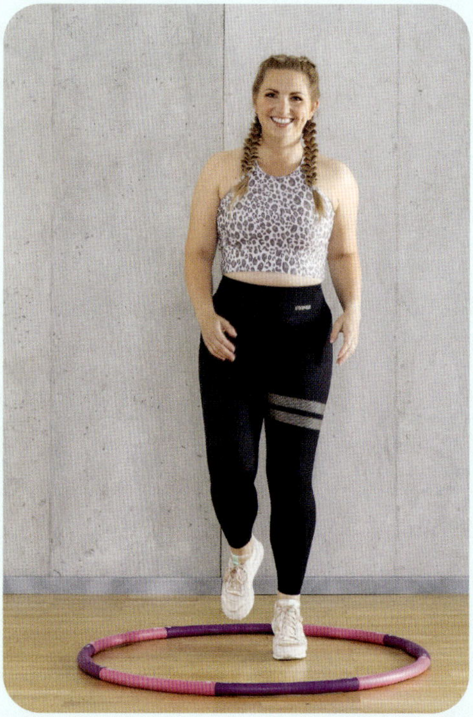

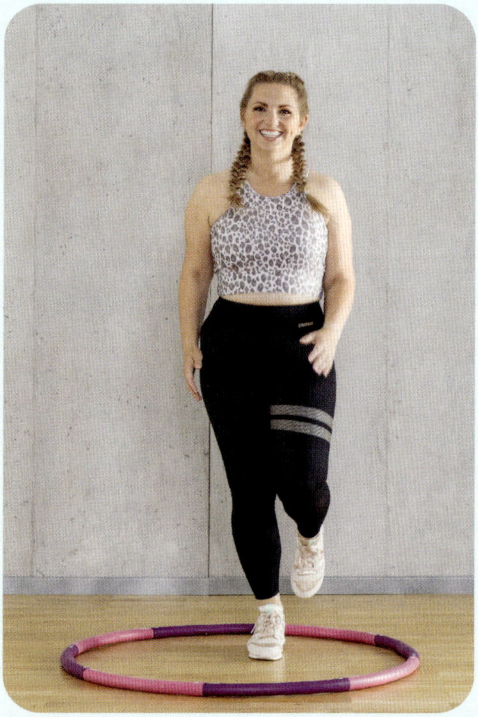

ROTATION MIT DEM REIFEN ÜBER KOPF

Eine etwas anspruchsvollere Mobilisationsübung für den gesamten Oberkörper von der Hüfte bis zur Brustwirbelsäule. Ohne Hullern.

- Du stehst hüftbreit mit leicht gebeugten Knien.
- Den Reifen greifst du links und rechts mittig und hältst ihn stabil, parallel zum Boden über den Kopf. Die Ellbogen sind dabei leicht gebeugt.
- Aus dieser Ausgangsstellung drehst du dich samt Reifen über deinem Kopf abwechselnd nach links und rechts. Bei der Linksdrehung löst du dabei die Ferse des rechten Fußes, sodass er in der jeweiligen Endposition nur noch auf der Zehenspitze steht; bei der Rechtsdrehung entsprechend die Ferse des linken Fußes.
- Achte darauf, dass du in den Schultern locker bleibst und diese nicht zu den Ohren ziehst.
- Wiederhole die Rotationsbewegung in beide Richtungen abwechselnd 1 Minute lang.

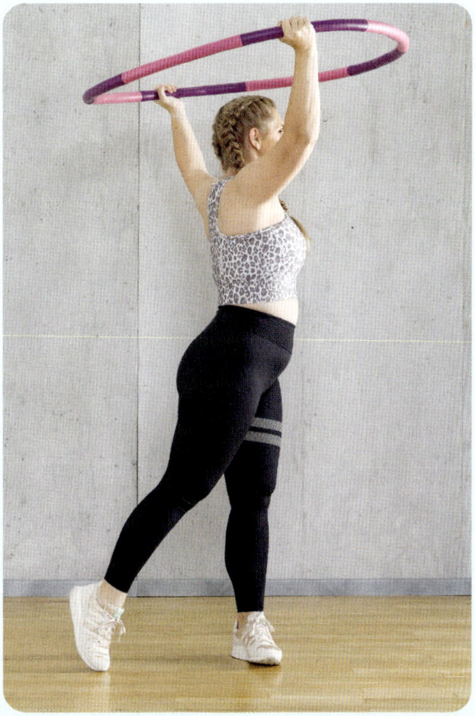

ISOLIERTE SCHULTER-ROTATION

Eine Mobilisationsübung für den Schultergürtel mit moderater Kräftigung durch die Halteposition. Ohne Hullern.

→ Du stehst schulterbreit mit leicht gebeugten Knien.
→ Den Reifen greifst du links und rechts mittig und hältst ihn stabil, parallel zum Boden über den Kopf. Die Ellenbogen sind leicht gebeugt.
→ Aus dieser Position drehst du den Reifen hin und her, wobei deine Hüfte stabil und dein Oberkörper gerade nach vorne gerichtet bleiben.
→ Wichtig ist, dass du deine Schultern locker lässt und nicht zu den Ohren ziehst. Die Rotationsbewegung beschränkt sich auf den Schultergürtel.
→ Führe diese Drehbewegung kontrolliert und gleichmäßig für 1 Minute aus.

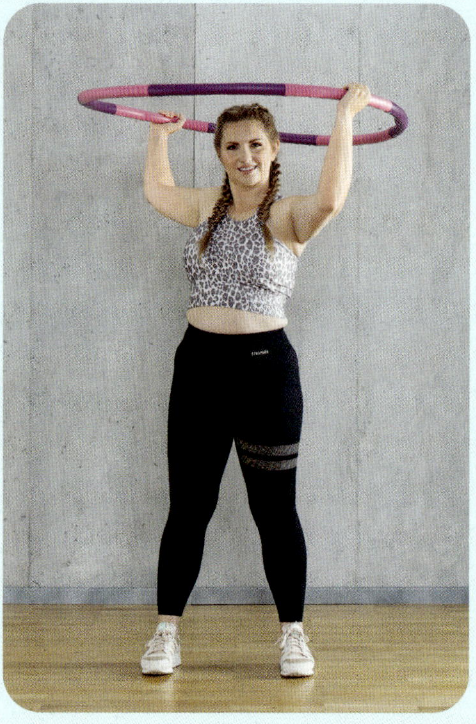

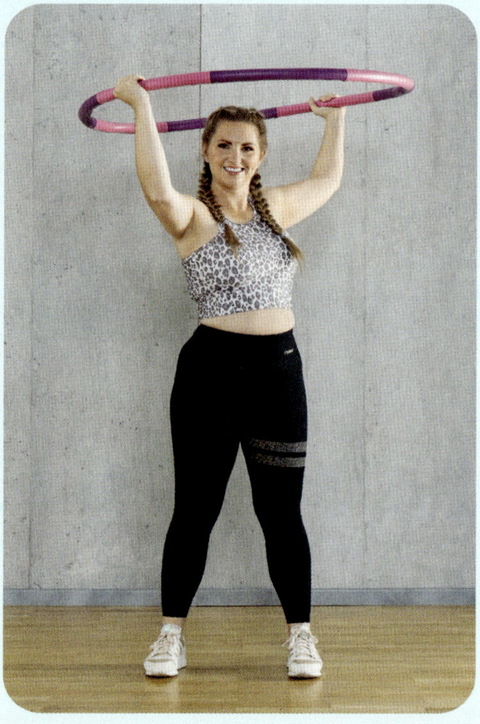

NACKENDEHNUNG MIT REIFEN

Eine besonders sanfte Mobilisationsübung für die Halswirbelsäule.
Ohne Hullern.

- Du stehst hüftbreit mit leicht gebeugten Knien.
- Den Reifen nimmst du hinter deinen Rücken, wobei ihn deine linke Hand auf etwa 11 Uhr, deine rechte Hand auf etwa 1 Uhr greift. Die Handflächen zeigen nach vorne. Deine Arme sind dadurch etwa im 90-Grad-Winkel gebeugt.
- In dieser aufrechten Haltung drehst du deinen Kopf langsam und gleichmäßig einige Male von links nach rechts und wieder zurück. Anschließend legst du den Kopf für wenige Sekunden in den Nacken. Zum Schluss beugst du den Kopf nach vorne und neigst das Kinn in Richtung Brust.
- Achte darauf, dass du deine Schultern locker hängen lässt und den Bauch leicht anspannst, um nicht ins Hohlkreuz zu fallen.
- Führe alle Bewegungen des Kopfes vorsichtig und kontrolliert aus. Nimm dir 1 Minute Zeit.

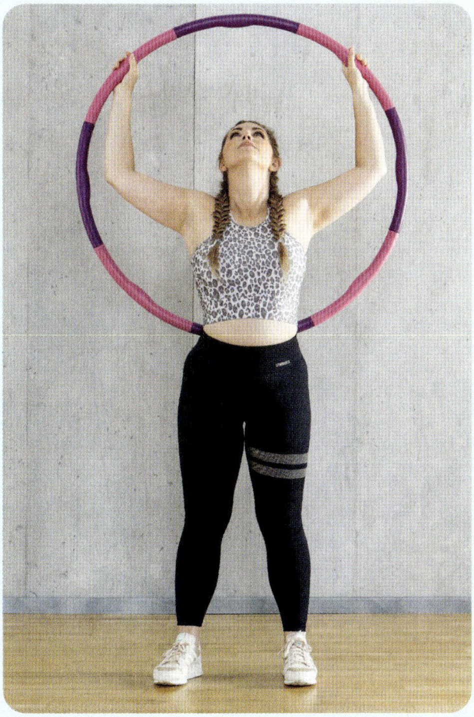

AUF DER STELLE LAUFEN

Eine Übung zur Aktivierung des Herz-Kreislauf-Systems und zur Kräftigung der Schultermuskulatur. Ohne Hullern.

→ Du stehst hüftbreit mit leicht gebeugten Knien.
→ Den Reifen hältst du wie ein Lenkrad vor dich, wobei du deine linke Hand auf 9 Uhr, deine rechte auf 3 Uhr platzierst. Die Ellenbogen sind leicht gebeugt.
→ Mit so abgehaltenem Reifen marschierst du in lockerem Tempo auf der Stelle. Solltest du etwas fortgeschrittener sein, kannst du auch auf der Stelle joggen.
→ Halte für 1 Minute durch.

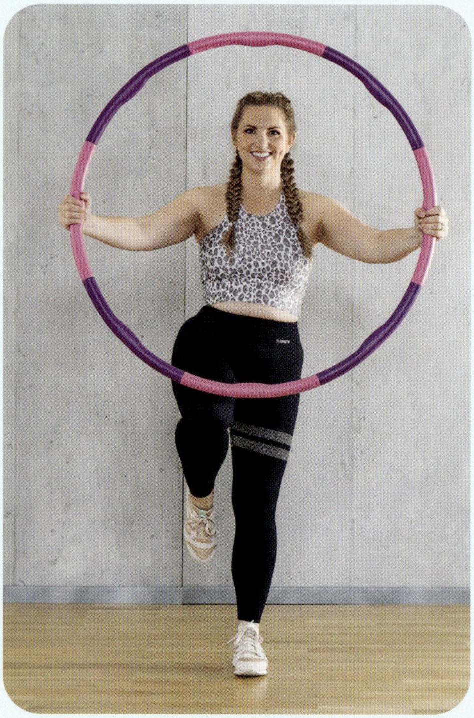

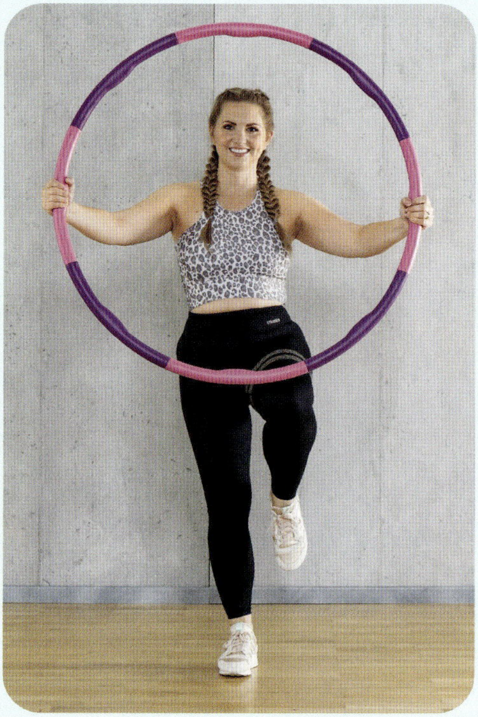

HIGH-KNEE-MARCH

Eine Übung zur Aktivierung des Herz-Kreislauf-Systems und der Beinmuskulatur. Ohne Hullern.

- Du stehst hüftbreit mit leicht gebeugten Knien.
- Deinen Reifen stellst du etwa eine Armlänge entfernt vor dir auf dem Boden ab. Die Fingerspitzen beider Hände legst du locker oben auf den Reifen.
- Ohne Druck auf den Hoop auszuüben, marschierst du in flottem Tempo auf der Stelle und ziehst bei jedem Schritt deine Knie abwechselnd bis zur Reifenoberkante hoch.
- Achte drauf, dass du in den Schultern und Knien locker bleibst.
- Halte 1 Minute durch.

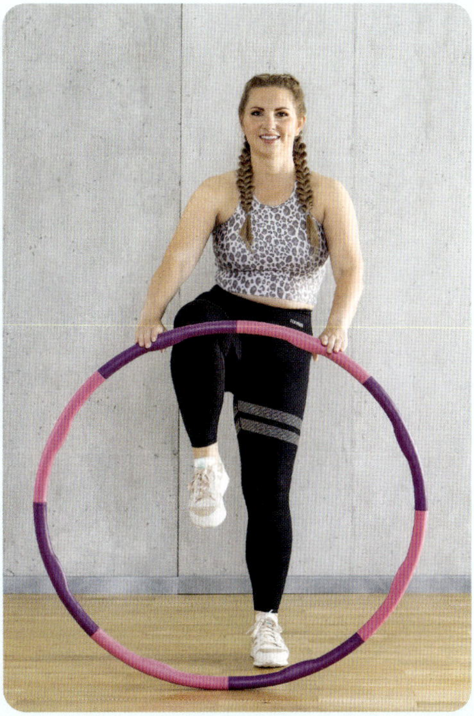

LEG-SWINGS DURCH DEN REIFEN

Eine Mobilisationsübung für die Hüftmuskulatur sowie zur Verbesserung deiner Balance. Ohne Hullern.

→ Du stehst hüftbreit mit leicht gebeugten Knien.
→ Deinen Reifen stellst du etwa eine Unterarmlänge entfernt vor dir auf dem Boden ab. Die Fingerspitzen beider Hände legst du locker oben auf den Reifen.
→ Aus dieser Position verlagerst du dein Gewicht auf das linke Bein und schwingst das rechte Bein gestreckt durch den Reifen vor und zurück.
→ Wichtig ist, dass das Knie des Standbeines durchgehend leicht gebeugt bleibt und du auf eine aufrechte Haltung achtest.
→ Nach etwa 30 Sekunden wechselst du Stand- und Schwungbein und führst die Übung auf der anderen Seite durch.

→ **Variation:** Wenn du schon etwas fitter und stabiler bist, kannst du die Leg-Swings auch freistehend ausführen. Dazu legst du deinen Reifen auf dem Boden ab und stellst dich mittig mit leicht gebeugten Knien hinein. Ohne den stützenden Reifen ist dein Gleichgewichtssinn mehr gefordert. Du trainierst noch mehr tieferliegende Muskeln mit, die dir helfen, deine Balance zu halten.

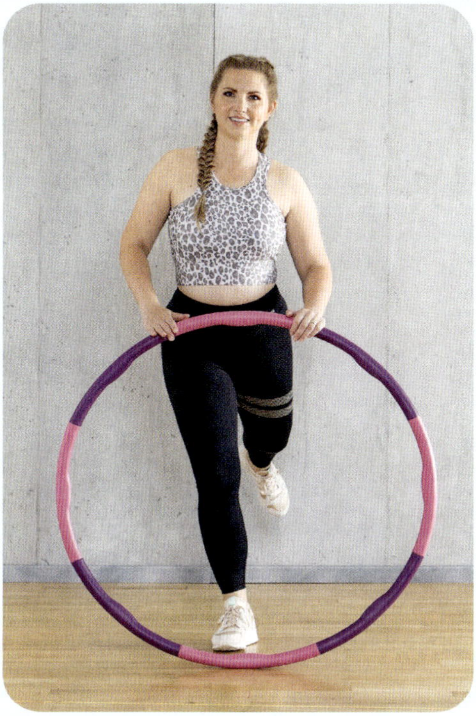

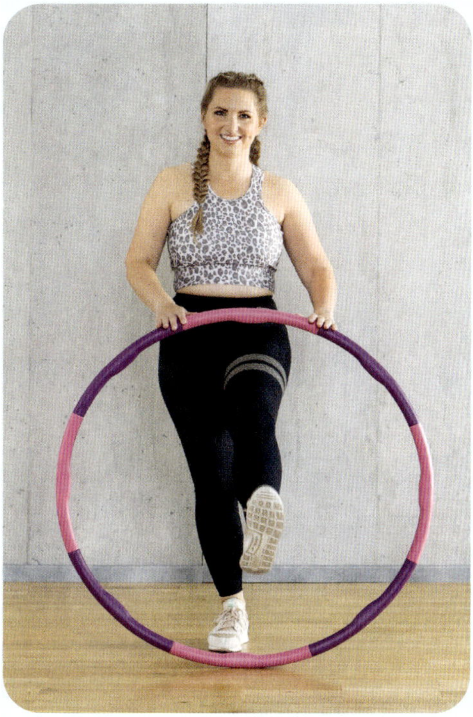

HAUPTÜBUNGEN

SQUATS AM REIFEN (B)

Eine der wichtigsten Basis-Kraftübungen, die durch die Beteiligung vieler großer Muskeln ordentlich Kalorien verbrennt. Ohne Hullern.

→ Den Reifen stellst du in einer Armlänge Abstand vor dir auf den Boden, deine Hände legst du locker darauf ab.

→ Du stehst schulterbreit mit leicht gebeugten Knien. Die Füße sind parallel zueinander oder leicht nach außen gedreht. Dein Gewicht ruht auf den Fersen, sodass du mit deinen Zehen noch leicht wackeln kannst. Dein Blick ist nach vorne gerichtet, der Rücken gerade. Die Bauchmuskeln spannst du aktiv an.

→ Aus dieser Grundstellung gehst du langsam in die Knie, bis du etwa einen 90-Grad-Winkel erreicht hast. Deine Hüfte schiebst du dabei nach hinten, als ob du dich auf einem Hocker absetzen wolltest. Aus der Kraft deiner Beine kehrst du langsam in die Ausgangsposition zurück.

→ Wichtig ist, dass du die Bauchspannung hältst und deine Knie durchgehend nach außen zeigen.

→ Halte 1 Minute durch.

TIPP: Wenn du oben bist, spanne deine Gesäßmuskeln kurz an, indem du deine Pobacken zusammenpresst und dein Becken nach vorne schiebst. Das gibt der Muskulatur einen Extraimpuls.

→ **Variation:** Um die Übung zu steigern, federst du in der 90-Grad-Position dreimal kurz, indem du dein Gesäß auf und ab bewegst, bevor du dich wieder aufrichtest.

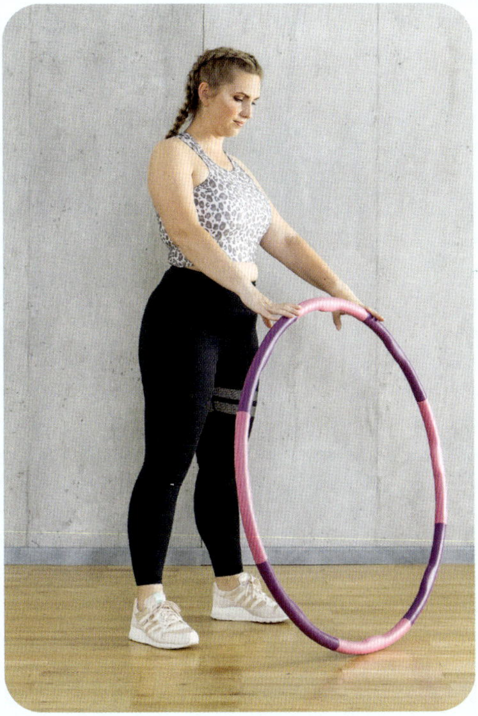

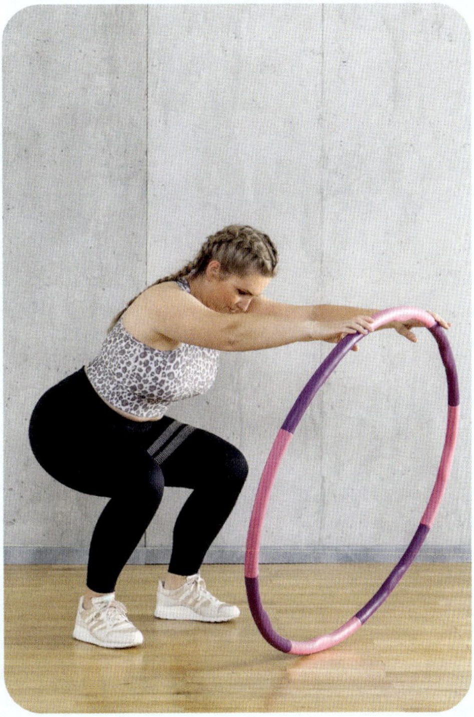

SKI-SQUATS (B)

Die enge Kniebeuge. Hier muss der vordere Oberschenkelmuskel verstärkt arbeiten. Ohne Hullern.

→ Den Reifen stellst du in einer Armlänge Abstand vor dir auf den Boden, deine Hände legst du locker darauf ab.
→ Die Beine sind geschlossen, die Knie leicht gebeugt. Dein Gewicht ruht auf den Fersen, sodass du mit deinen Zehen noch leicht wackeln kannst. Dein Blick ist nach vorne gerichtet, der Rücken gerade. Die Bauchmuskeln spannst du aktiv an.
→ Aus dieser Grundstellung gehst du langsam in die Knie, bis du etwa einen 90-Grad-Winkel erreicht hast. Die Hände schieben den Reifen in der Abwärtsbewegung nach vorne. Die Endposition erinnert an die Abfahrtshocke beim Skifahren.
→ Aus der Kraft deiner Beine kehrst du langsam in die Ausgangsposition zurück. Dabei führen die Hände auch den Reifen wieder näher an den Körper in seine ursprüngliche aufrechte Position zurück.
→ Wichtig ist, dass du die Bauchspannung hältst und nicht ins Hohlkreuz fällst.
→ Halte 1 Minute durch.

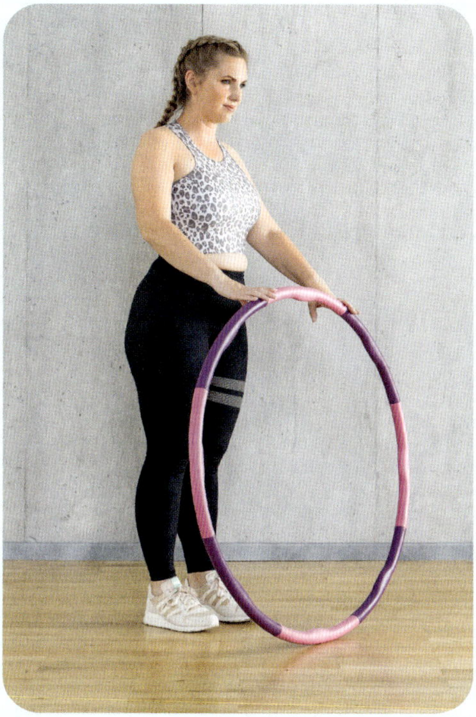

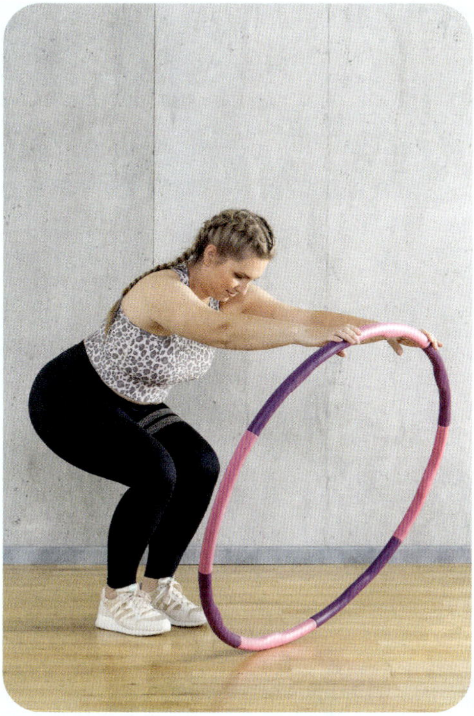

LUNGES (B)

Der Ausfallschritt. Hier sind vor allem der große Gesäßmuskel und die Muskeln auf der Beinrückseite gefragt. Ohne Hullern.

→ Den Reifen stellst du rechts neben dir ab. Deine rechte Hand hält ihn locker fest. Deine linke Hand stützt du in die Taille.
→ Du stehst schulterbreit mit leicht gebeugten Knien. Dein Rücken ist gerade, der Bauch aktiv angespannt. Mit dem linken Fuß gehst du einen halben Schritt nach vorne, mit dem rechten Fuß einen großen Schritt nach hinten.
→ Aus dieser Position senkst du das rechte Knie bis kurz über dem Boden ab. Aus der Kraft der Beine drückst du dich wieder nach oben.
→ Achte darauf, dass du das vordere Knie während der gesamten Bewegung nicht über die Zehenspitze hinausschiebst.
→ Stelle den Reifen dann auf deine linke Seite und führe die Übung mit dem rechten Bein vorne aus.
→ Halte 1 Minute durch.

TIPP: Wenn du nach jeder Wiederholung die Seite wechselst, ist die Übung leichter. Um dich zu steigern, kannst du erst eine Seite trainieren und dann wechseln.

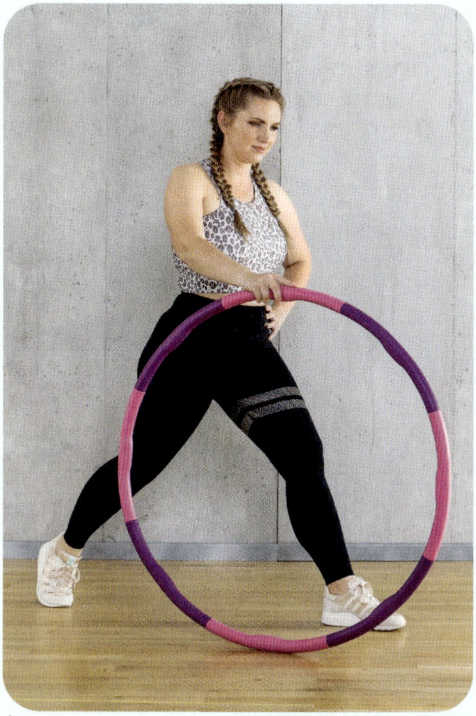

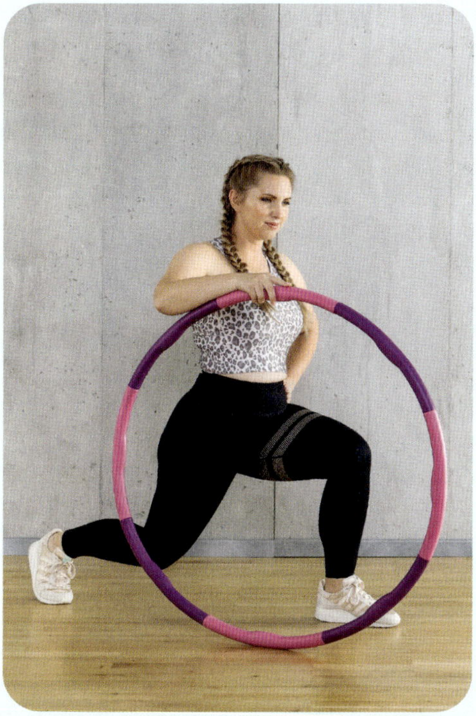

ARMSCHERE (A)

Zusatzübung für die Arm-, Schulter und Brustmuskulatur.

- Du stehst hüftbreit, wirfst den Reifen ab und hullerst in normalem Tempo.
- Die Arme hebst du gestreckt seitlich bis auf Schulterhöhe an. Die Handflächen zeigen nach vorne.
- Aus dieser Position führst du beide Arme zügig nach vorne und überkreuzt sie mittig, wie bei einem misslungenen Klatschversuch. Ohne Pause bewegst du die Arme zurück bis kurz vor die Ausgangsstellung und wiederholst die Scherbewegung. Wechsle dabei jedes Mal die obere und die untere Hand.
- Achte darauf, die Schultern locker hängen zu lassen.
- Halte 1 Minute durch.

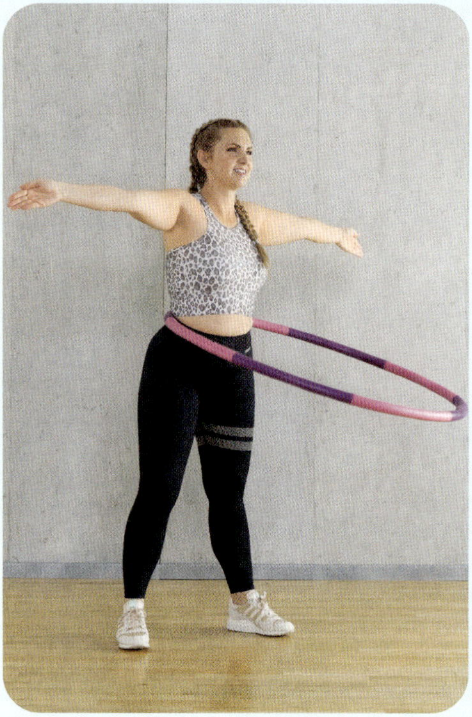

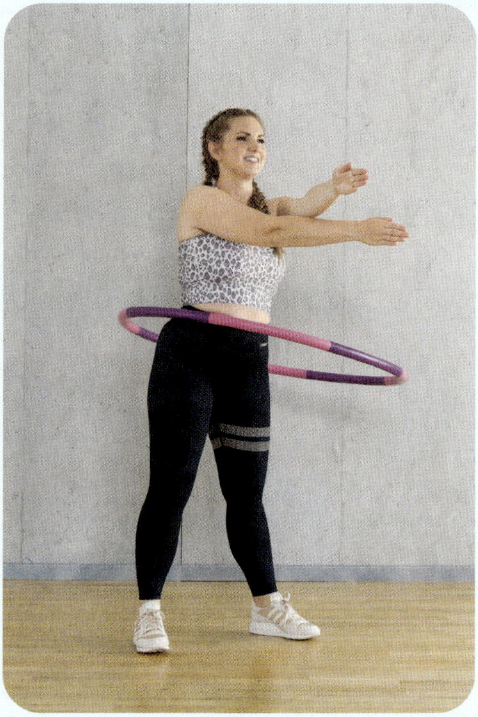

SCHEIBENWISCHER (A)

Zusatzübung für Arme und Schultern mit aktivierten Unterarmen.

→ Du stehst hüftbreit mit leicht gebeugten Knien, wirfst den Reifen ab und hullerst in normalem Tempo.
→ Die Arme streckst du auf Schulterhöhe nach vorne aus. Beuge die Handgelenke, sodass deine Handflächen nach vorne zeigen.
→ In dieser Grundhaltung bewegst du deine Arme in flottem Tempo gegengleich auf und ab, als ob du kleine Wischbewegungen an einer Scheibe vor dir ausführen würdest.
→ Achte darauf, die Schultern locker hängen zu lassen.
→ Halte 1 Minute durch.

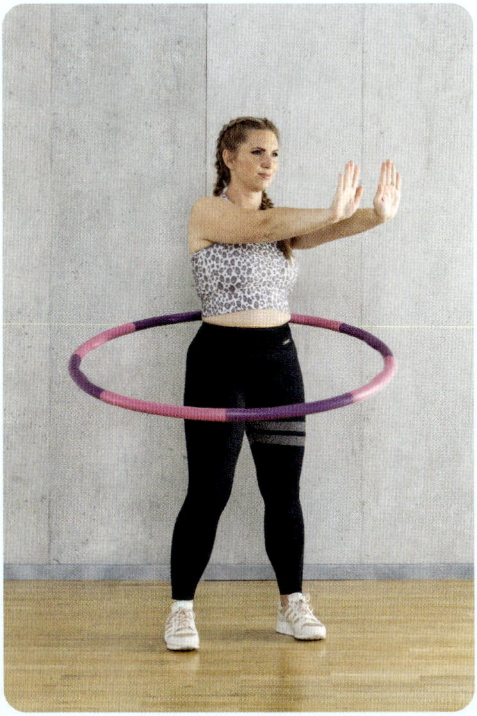

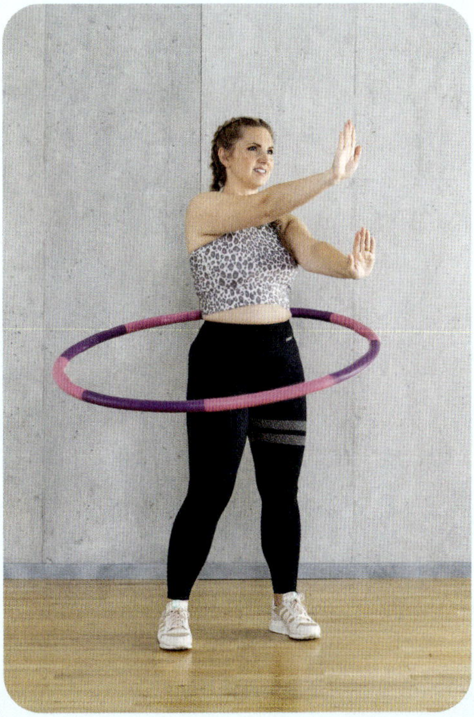

VWTU (A)

Zusatzübung für Arme, oberen Rücken und Hirn, da dir die Abfolge vor allem anfangs sicherlich einiges an Konzentration abverlangt.

→ Du stehst hüftbreit mit leicht gebeugten Knien, wirfst den Reifen ab und hullerst in normalem Tempo. Der Blick ist gerade nach vorne gerichtet.
→ Wichtig: Die Schultern während der gesamten Abfolge locker hängen lassen.
→ **1. Position:** Strecke deine Arme etwa in einem 30-Grad-Winkel über den Kopf, sodass sie ein „V" bilden. Die Handflächen zeigen zueinander.
→ **2. Position:** aus dem „V" ziehst du die Ellenbogen in deine Taille an den Körper, sodass ein „W" entsteht. Versuche diese Bewegung durch Zusammenführen der Schulterblätter mithilfe der Rückenmuskulatur aktiv auszuführen.

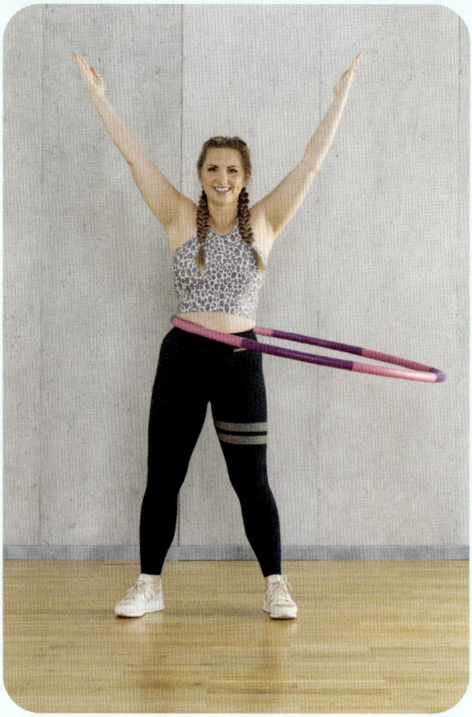

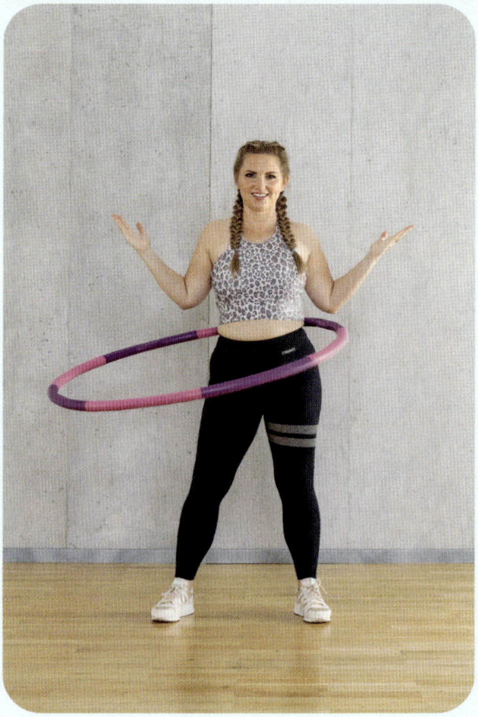

- **3. Position:** Aus dem „W“ streckst du die Arme auf Schulterhöhe seitlich aus, sodass du nun ein „T“ bildest. Die Handflächen zeigen dabei nach unten.
- **4. Position:** Aus der „T“-Haltung, drehst du deine Handflächen nach oben und beugst deine Arme, bis ein 90-Grad-Winkel im Ellenbogengelenk und damit ein „U“ entsteht. Spanne deine Oberarmmuskeln aktiv an und ziehe auch hier die Schulterblätter nach hinten unten.
- Diese Abfolge wiederholst du in flüssigem Tempo 1 Minute lang.

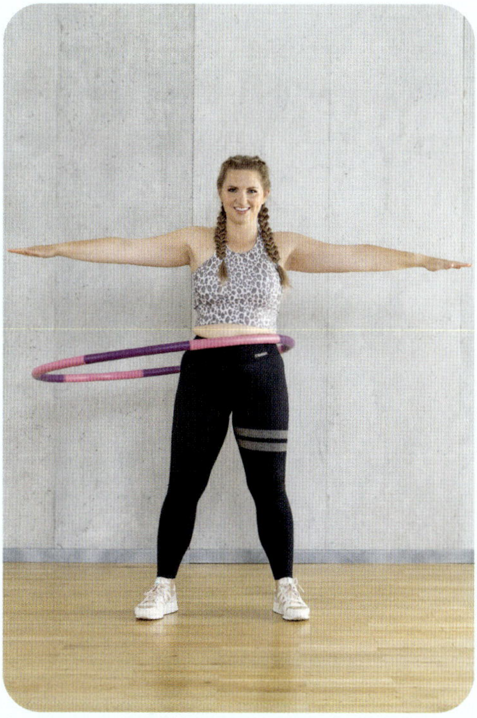

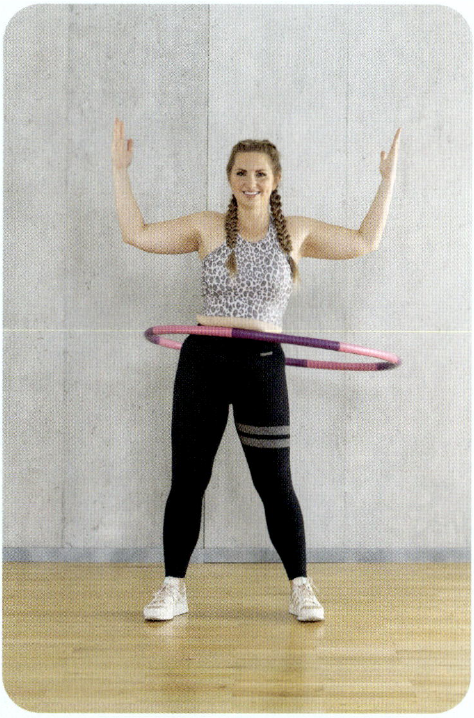

LATZUG (A)

Zusatzübung für den oberen Rücken sowie den breiten Rückenmuskel.

- Du stehst hüftbreit mit leicht gebeugten Knien, wirfst den Reifen ab und hullerst in normalem Tempo. Der Blick ist gerade nach vorne gerichtet.
- Die Hände ballst du zu Fäusten und nimmst sie mit gebeugten Ellenbogen mittig über deinen Kopf, sodass deine Arme eine Raute bilden.
- Aus dieser Position ziehst du die Ellenbogen seitlich an deinen Körper heran, bis sie die Taille berühren. Die Kraft kommt aus dem Rücken, du ziehst die Schulterblätter aktiv zusammen und nach unten.
- Achte darauf, bei der Bewegung zurück in die Ausgangsstellung nur die Arme hochzunehmen. Die Schultern lässt du locker hängen.
- Halte 1 Minute durch.

TIPP: Ein gut ausgebildeter Lat, wie der breite Rückenmuskel meist abgekürzt wird, ist nicht nur für eine gesunde Haltung wichtig, sondern lässt auch deine Taille schlanker wirken.

- **Variation:** Um den breiten Rückenmuskel noch isolierter anzusprechen, kannst du die Arme in einer fixierten U-Haltung (vergleiche 4. Position auf Seite 47) nach unten ziehen. Dabei behältst du den 90-Grad-Winkel im Ellenbogengelenk annähernd bei. Die Bewegung ist deutlich kleiner als bei der Grundübung. Die Ellenbogen bewegen sich aus der Schulterhöhe nur 10–15 Zentimeter nach unten und wieder zurück. Die Kraft kommt dafür beinahe ausschließlich aus dem Muskelanteil unter- sowie hinterhalb der Achseln.

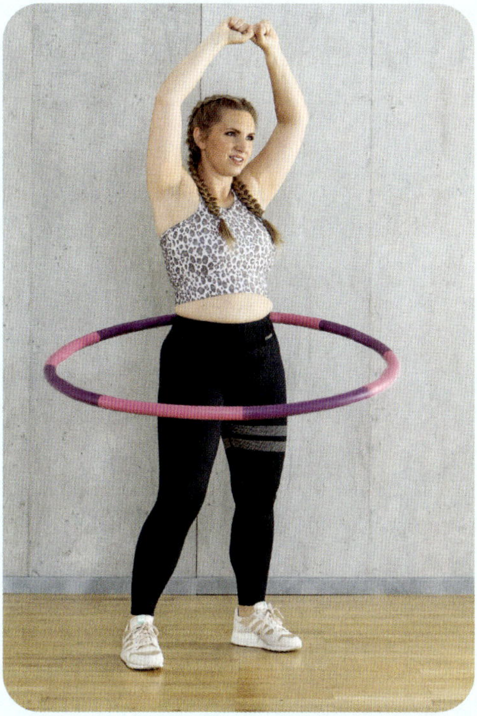

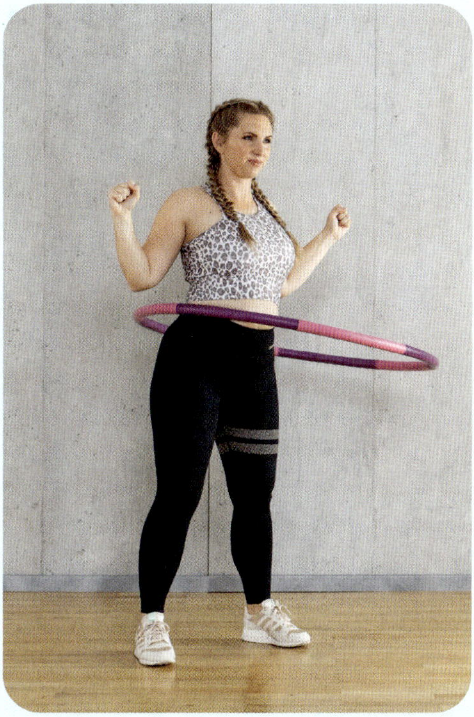

REIFEN-TAPS (B/G)

Eine Konditionsübung, die zusätzlich Gleichgewicht und Koordination trainiert. Ohne Hullern.

- Den Reifen legst du auf den Boden. Du stehst eine Schrittlänge entfernt hüftbreit mit leicht gebeugten Knien davor. Deine Arme lässt du locker seitlich hängen.
- Du verlagerst dein Gewicht auf den linken Fuß und setzt den Vorderfuß deines rechten Fußes mit wenig Gewicht auf den Rand deines Reifens.
- Aus dieser Position wechselst du mit einem kleinen Sprung vorderes und hinteres Bein, sodass du auf dem rechten Bein landest und der linke Fuß nun den Reifen berührt. Das Gewicht ist dabei immer auf dem hinteren Fuß, der vordere Fuß tippt lediglich auf den Reifen. Die Hände schwingen gegengleich, locker mit.
- Achte auf eine aufrechte Körperhaltung. Sobald du sicher genug bist, versuche den Blick nach vorne zu richten.
- Das Tempo bestimmst du bzw. dein Fitnesslevel. Je schneller du die Wechselsprünge ausführst, umso anspruchsvoller und anstrengender wird die Übung.
- Halte 1 Minute durch.

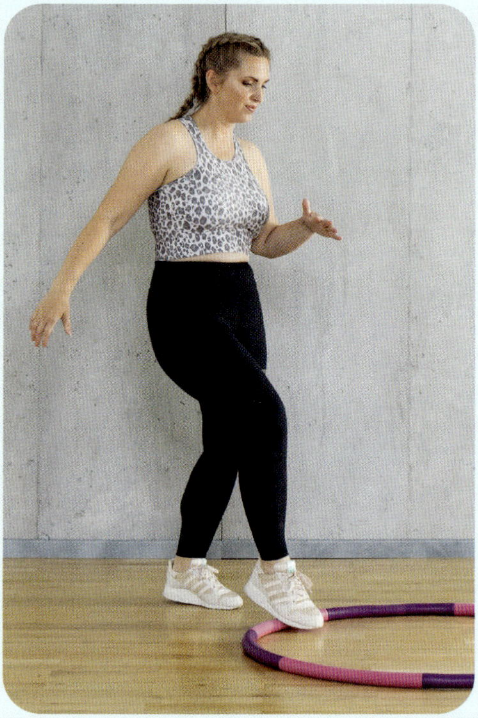

FRONT-TAPS (B/G)

Zusatzübung mit einfachem Gleichgewichtstraining; gut für den Beckenboden.

- Du stehst hüftbreit mit leicht gebeugten Knien, wirfst den Reifen ab und hullerst in normalem Tempo.
- Aus dieser Position tippst du abwechselnd mit der gestreckten rechten bzw. linken Fußspitze vor dir auf dem Boden auf.
- Achte darauf, dass du trotz Konzentration auf die Beine im Oberkörper aufrecht bleibst.
- Halte 1 Minute durch.

TIPP: Musik hilft dir bei dieser Übung, einen gleichmäßigen Rhythmus zu finden.

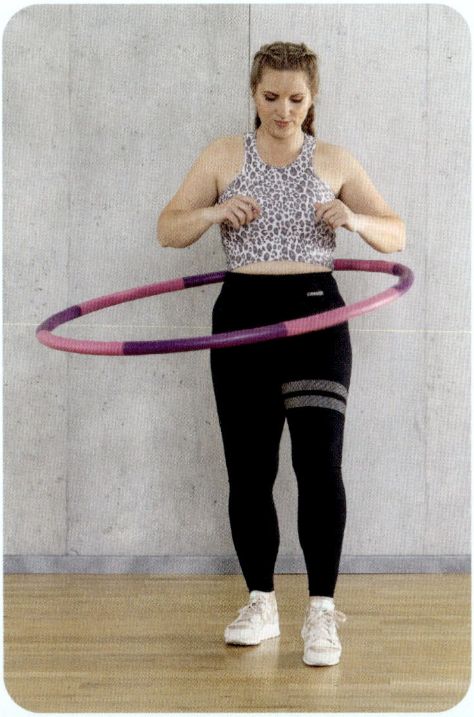

SIDE-TAPS (B/G)

Zusatzübung für die Bein-Adduktoren und -Abduktoren; sie unterstützen die Beckenbodenmuskulatur.

→ Du stehst hüftbreit mit leicht gebeugten Knien, wirfst den Reifen ab und hullerst in normalem Tempo. Der Blick ist gerade nach vorne gerichtet. Die Fußspitzen sind leicht nach außen gedreht.

→ Aus dieser Position tippst du abwechselnd mit der gestreckten rechten bzw. linken Fußspitze rechts bzw. links neben dir auf dem Boden auf.

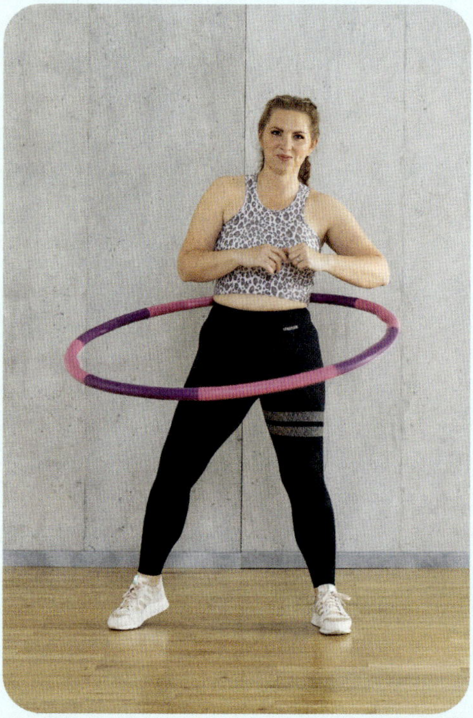

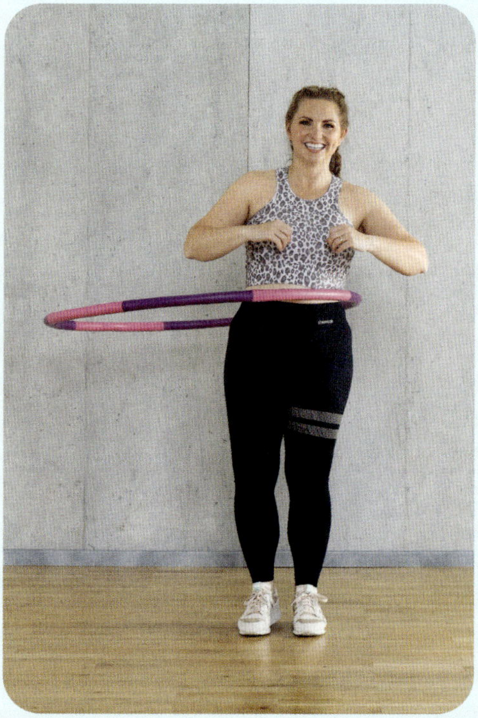

- Achte darauf, dass du trotz Konzentration auf die Beine im Oberkörper aufrecht bleibst.
- Halte 1 Minute durch.

TIPP: Musik hilft dir bei dieser Übung, einen gleichmäßigen Rhythmus zu finden.

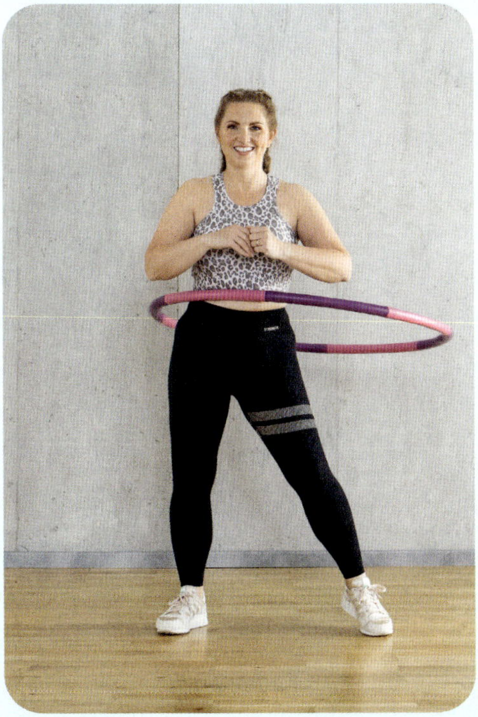

CHEST PRESS (A)

Zusatzübung mit Fokus auf die Brustmuskulatur.

- → Du stehst schulterbreit mit leicht gebeugten Knien, wirfst den Reifen ab und hullerst in normalem Tempo. Der Blick ist gerade nach vorne gerichtet.
- → Die Arme hebst du im 90-Grad-Winkel gebeugt seitlich bis etwa auf Schulterhöhe an. Die Handflächen zeigen nach unten, die Hände sind zu Fäusten geschlossen.
- → Schiebe beide Hände gegen einen imaginären Widerstand auf Höhe der Schultern nach vorne. In der Endposition mit gestreckten Armen berühren sich deine beiden Fäuste. Bewege die Arme anschließend in die Ausgangshaltung zurück.
- → Konzentriere dich darauf, dass du die Drückbewegung aktiv und aus dem Brustmuskel heraus ausführst.
- → Wiederhole den Bewegungsablauf in einem gleichmäßigen Takt für 1 Minute.

TIPP: Musik hilft dir bei dieser Übung, einen Rhythmus zu halten. Vergiss nicht beide Huller-Richtungen zu trainieren.

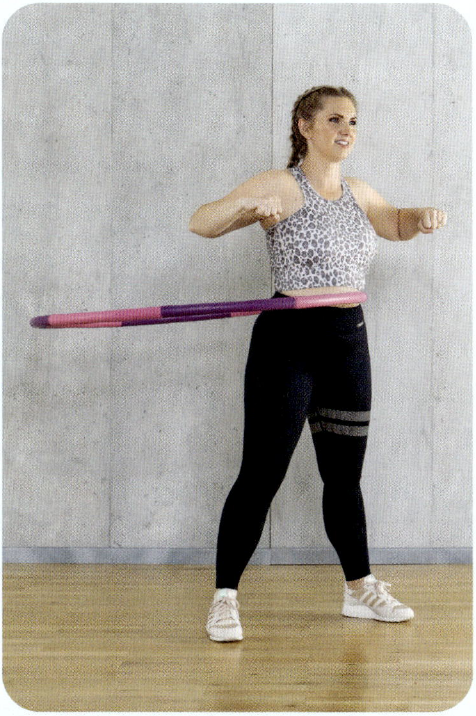

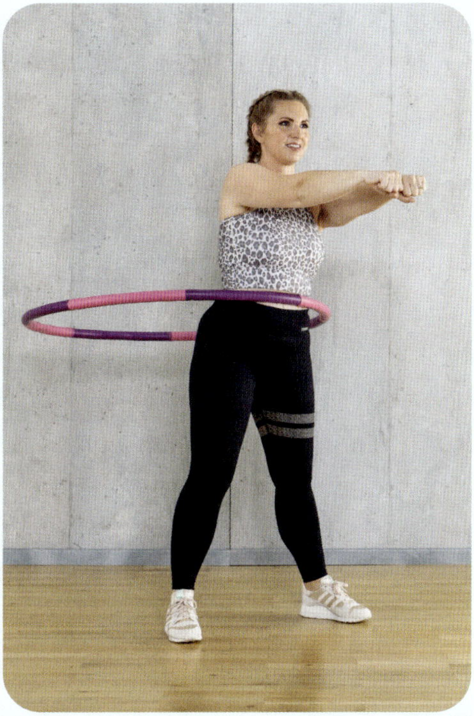

BUSFAHRER (G)

Eine meiner Lieblingsübungen für den ganzen Körper. Ohne Hullern.

→ Du stehst etwas breiter als schulterbreit und mit deutlich gebeugten Knien in einer leichten Sumo-Squat. Den Reifen hältst du wie ein Lenkrad vor dich, wobei du deine linke Hand auf 9 Uhr, deine rechte auf 3 Uhr platzierst. Die Ellenbogen sind leicht gebeugt.
→ Aus dieser Position „lenkst" du abwechselnd nach links und rechts, indem du den Reifen gegen und mit dem Uhrzeigersinn jeweils um ein Viertel drehst.
→ Achte darauf, dass du während der gesamten Übung im Rücken gerade bleibst und den Bauch aktiv anspannst.
→ Halte 1 Minute durch.

→ **Variation:** Du kannst die Belastung nochmals deutlich steigern, indem du zwischen den „Links- und Rechtskurven" jeweils in der mittigen Ausgangsposition eine breite Kniebeuge einbaust. Achte darauf, dass du im Rücken gerade bleibst und nicht vollständig aufstehst, sondern nur bis zur gebeugten Ausgangsposition der Grundübung zurück nach oben gehst.

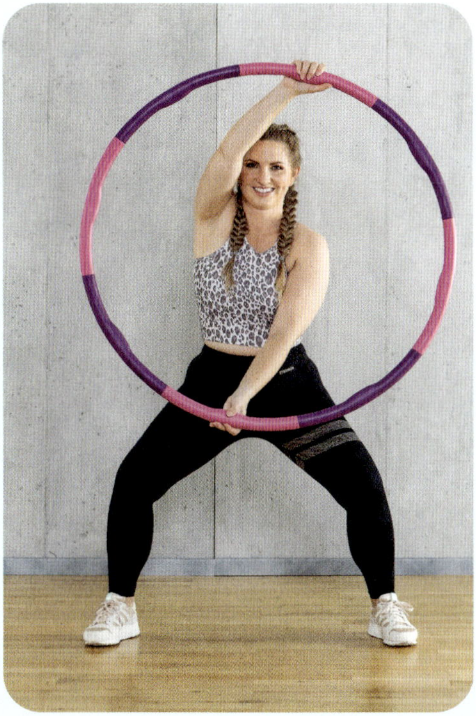

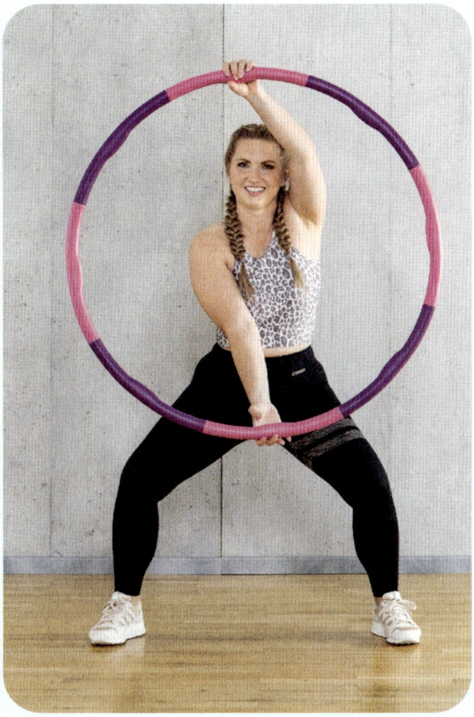

RUSSIAN TWISTS MIT REIFEN (G/A)

Eine sehr effektive Kräftigungsübung für die Körpermitte mit Arm- und Brustmuskel-Beteiligung. Ohne Hullern.

→ Du setzt dich mit leicht zurückgelehntem Oberkörper auf den Boden oder eine Matte. Deine Beine sind leicht angewinkelt, deine Füße stellst du auf den Fersen auf. Den Reifen umgreifst du mittig und hältst ihn etwa 20 Zentimeter von deinem Oberkörper entfernt vor dich.
→ Aus dieser Position drehst du den Oberkörper samt Reifen abwechselnd von links nach rechts. Die Beine bleiben stabil und bewegen sich nicht mit.
→ Achte unbedingt darauf, dass du dich nur so weit zurücklehnst, wie du den Rücken gerade und den Bauch unter Spannung halten kannst.
→ Halte 1 Minute durch.

TIPP: Die Intensität der Übung kannst du selbst steuern. Je weiter du dich nach hinten lehnst, umso mehr müssen deine Rumpfmuskeln arbeiten.

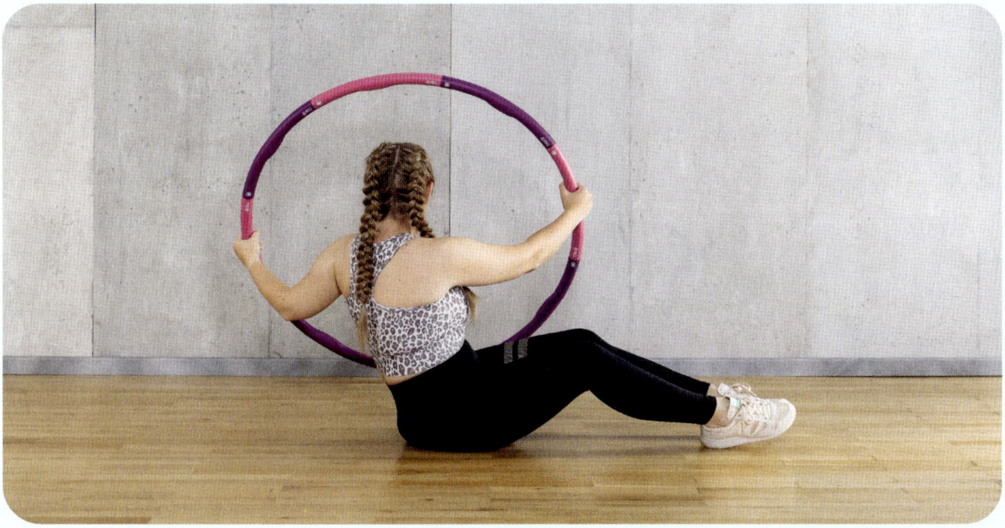

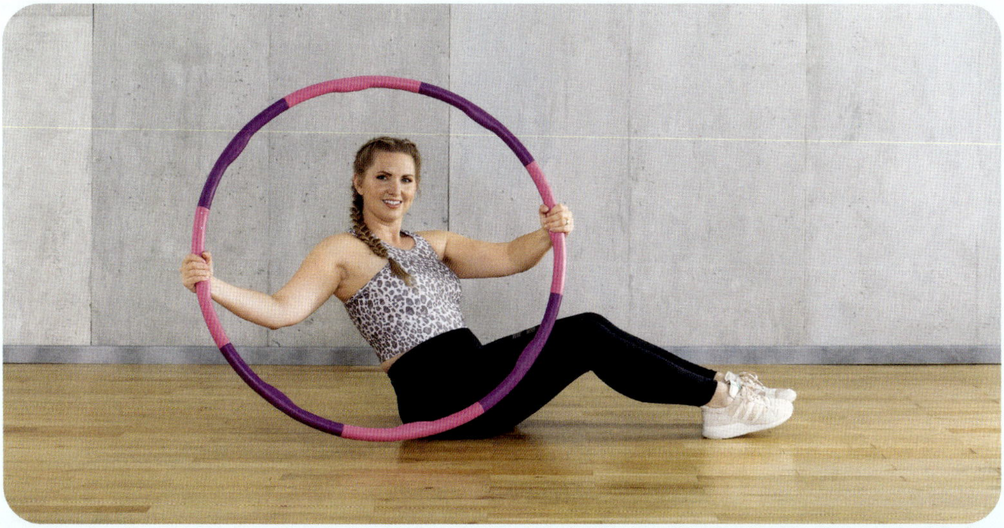

AUF DER STELLE LAUFEN (B/G)

Zusatzübung für Fortgeschrittene, mit der du dich ordentlich auspowern kannst.

- Du stehst hüftbreit mit leicht gebeugten Knien, wirfst den Reifen ab und hullerst in zügigem Tempo. Deine Arme hältst du locker gebeugt am Körper.
- Sobald der Reifen stabil kreist, beginnst du locker auf der Stelle zu laufen. Der Blick ist gerade nach vorne gerichtet.
- Für den Einstieg kannst du zunächst auch einige Male nur das das Gewicht von einem Fuß auf den anderen verlagern. Klappt das gut, fängst du an, die Füße leicht abzuheben, bis du dich zum richtigen Laufen gesteigert hast.
- Halte 1 Minute durch.

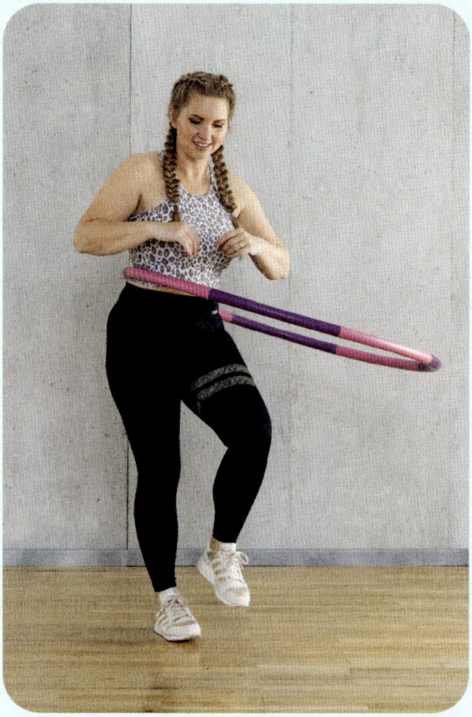

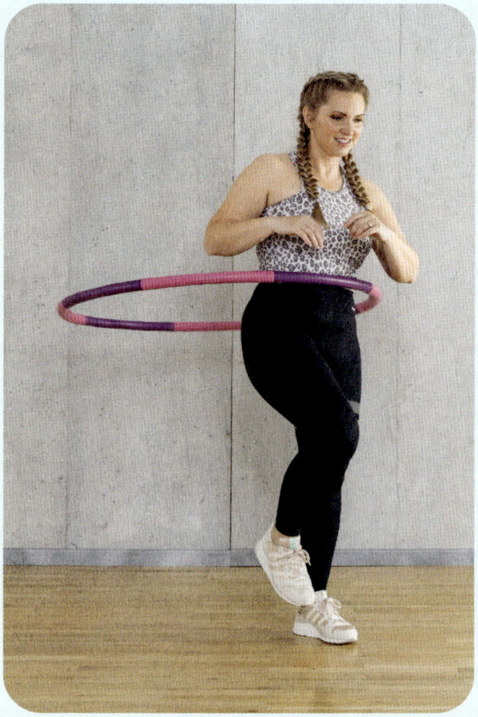

WOLLE AUFWICKELN (A)

Zusatzübung für starke Schultern und Arme.

→ Du stehst hüftbreit mit leicht gebeugten Knien, wirfst den Reifen ab und hullerst in flottem Tempo.
→ Hebe deine geballten Fäuste etwa auf Kopfhöhe an und drehe sie umeinander, als würdest du ein Knäuel Wolle möglichst schnell aufwickeln wollen.
→ Achte darauf, in den Schultern und im Kiefer locker zu bleiben.
→ Halte für 1 Minute durch.

TIPP: Du kannst diese Übung variieren, indem du die „Wickel"-Richtung, deine Huller-Richtung und die Geschwindigkeit variierst.

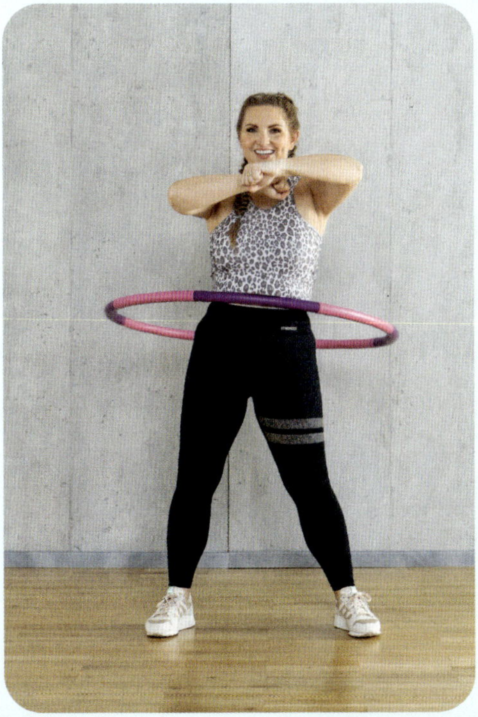

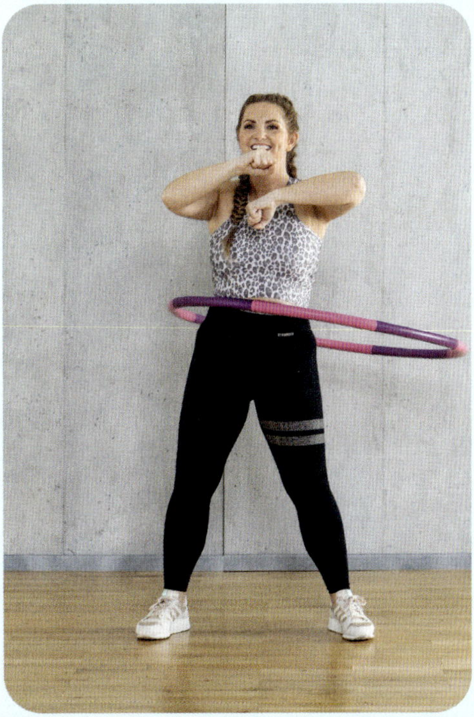

HAMPELMANN MIT REIFEN (G)

Eine Konditionsübung, die deine Koordination mittrainiert. Ohne Hullern.

- Du stehst hüftbreit mit leicht gebeugten Knien.
- Den Reifen greifst du auf 9 und 3 Uhr, stülpst ihn dir über den Kopf und hältst ihn auf Taillenhöhe parallel zum Boden.
- Aus dieser Position springst du in einen breiten Stand. Gleichzeitig streckst du die Arme mit dem Reifen nach oben über deinen Kopf. Beim Zurückspringen in die Startposition ziehst du den Reifen wieder in die Ausgangsstellung.
- Achte darauf, dass du die Ellbogen auch in der Über-Kopf-Position leicht gebeugt lässt und den Bauch durchgehend anspannst, um nicht ins Hohlkreuz zu springen.
- Wiederhole diesen Wechsel in gleichmäßigem Tempo für 1 Minute.

TIPP: Flotte Musik lenkt von der Anstrengung ab und hilft dir einen gleichmäßigen Rhythmus zu finden und zu halten. Je fitter du bist, desto mehr BPM darf der Song haben.

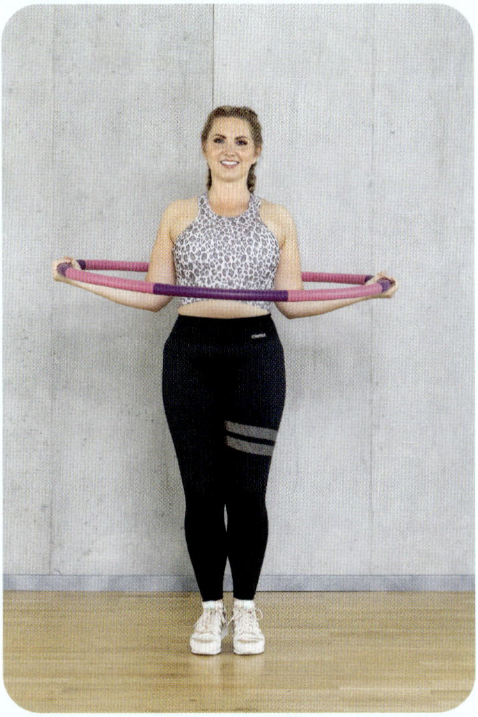

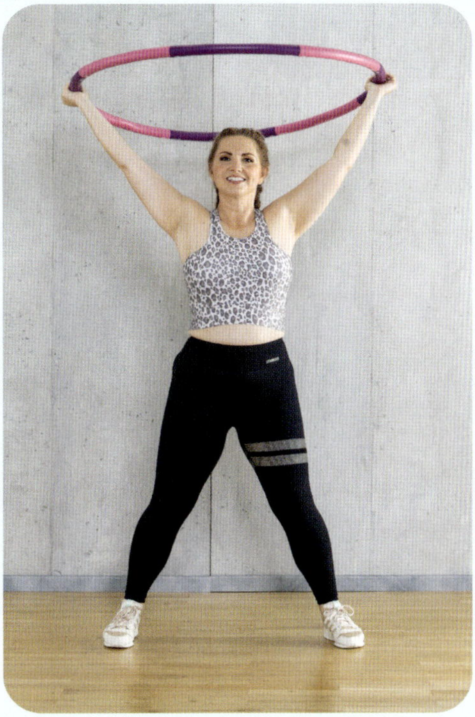

SCHULTERDRÜCKEN IM LAUFEN (A/G)

Eine Konditionsübung mit integriertem Schultertraining. Ohne Hullern.

- → Du stehst hüftbreit mit leicht gebeugten Knien.
- → Den Reifen greifst du auf 3 und 9 Uhr und hebst ihn mit leicht gebeugten Armen über deinen Kopf und senkst ihn bis etwa auf Höhe deiner Ohren ab.
- → Während du locker auf der Stelle joggst, drückst du den Reifen nach oben, bis beide Arme fast gestreckt sind, und lässt ihn wieder in die Ausgangsposition sinken.
- → Achte darauf, deinen Bauch für eine stabile Körpermitte anzuspannen und die Schultern auch in der Drückbewegung locker hängen zu lassen.
- → Halte 1 Minute durch.

TIPP: Flotte Musik lenkt von der Anstrengung ab und hilft dir einen gleichmäßigen Rhythmus zu finden und zu halten. Je fitter du bist, desto mehr BPM darf der Song haben.

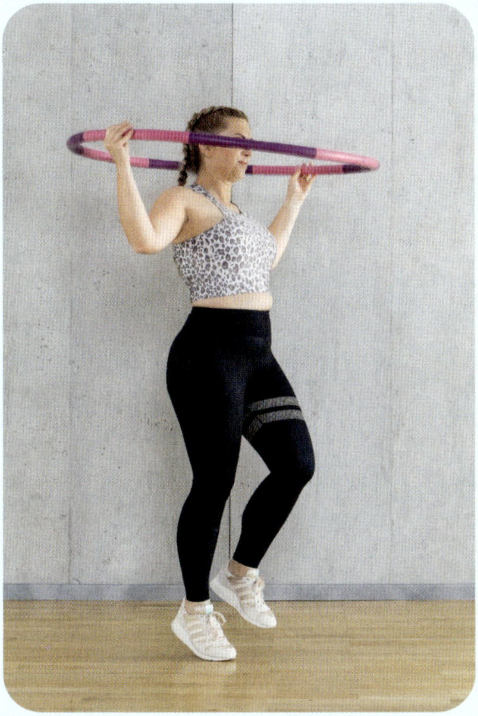

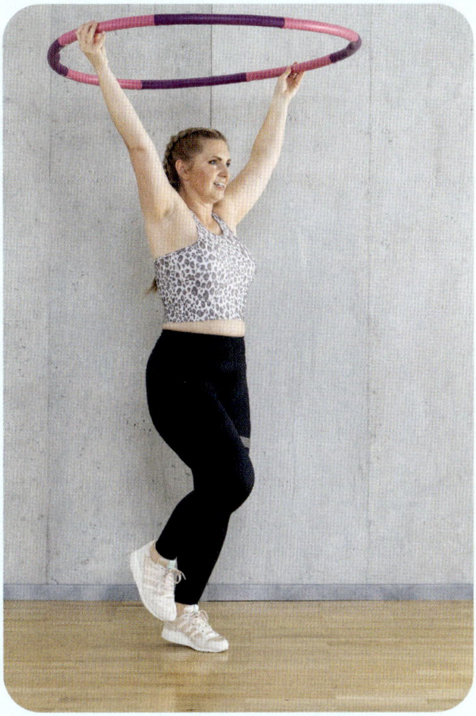

BIZEPS-CURLS MIT REIFEN (A)

Eine Kräftigungsübung für den Armbeuger. Ohne Hullern.

- Du stehst hüftbreit mit leicht gebeugten Knien. Deine Oberarme liegen locker seitlich am Oberkörper an, deine Unterarme hast du rechtwinklig gebeugt. Die Handflächen zeigen nach oben.
- Du greifst von unten in den Reifen, sodass er auf deinen Handflächen hängt.
- Aus dieser Haltung ziehst du den Reifen so weit wie möglich in Richtung Schultern. Von dort führst du ihn langsam wieder in die Ausgangsposition.
- Achte darauf, dass die Bewegung nur im Ellenbogengelenk stattfindet. Die Oberarme bleiben entspannt neben deinem Körper, die Schultern sind locker.
- Halte für 1 Minute durch.

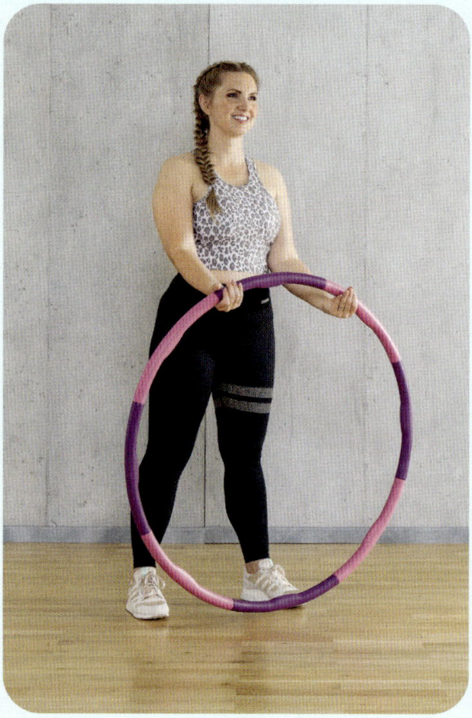

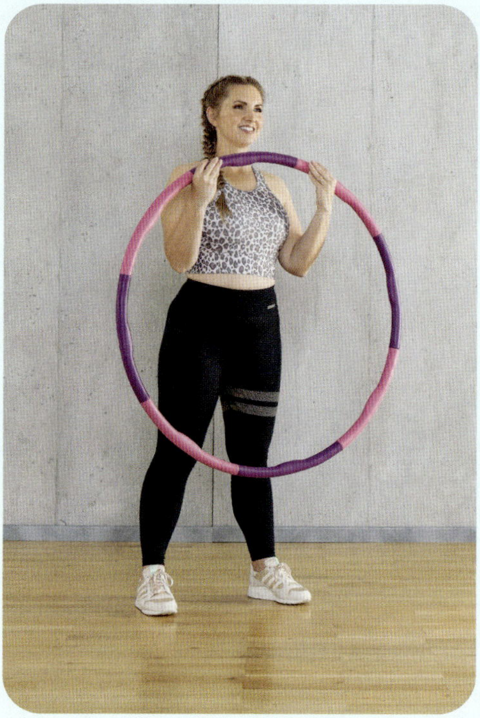

GEHALTENE SUMO-SQUAT (B)

Eine statische Kräftigungsübung für starke Beine und einen Knack-Po. Ohne Hullern.

- Du stehst in einer breiten Grätsche mit leicht gebeugten Knien. Der Bauch ist angespannt.
- Den Reifen stellst du etwa eine Armlänge entfernt vor dir auf dem Boden ab. Die Fingerspitzen beider Hände legst du locker oben auf den Reifen.
- Aus dieser Position beugst du die Knie bis etwa 90 Grad und schiebst dein Gesäß nach hinten unten, als ob du dich auf einem Hocker absetzen wolltest. Halte die breite Kniebeuge-Position für einige Sekunden, bevor du dich aus der Kraft der Beine wieder nach oben drückst.
- Achte in der Halteposition nochmals aktiv darauf, dein Becken nach hinten zu kippen und den Bauch anzuspannen, um nicht ins Hohlkreuz zu fallen.
- Halte 1 Minute durch.

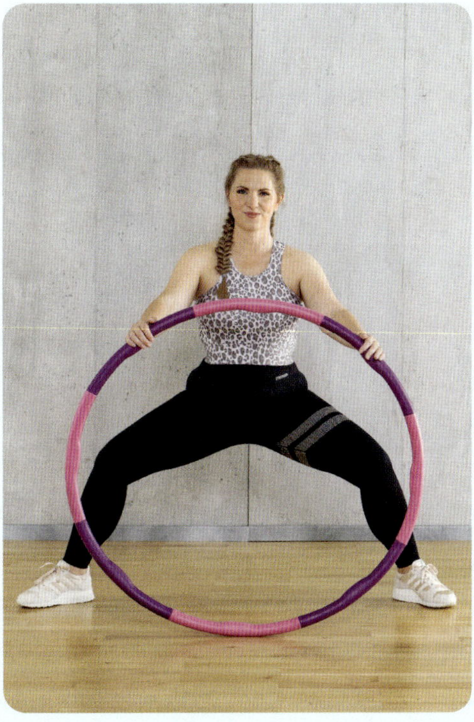

TIPP: Um die Übung noch anstrengender zu gestalten, nimmst du den Reifen auf und hältst ihn wie ein Lenkrad vor dich.

RUDERN MIT REIFEN IM STEHEN (A)

Eine Kräftigungsübung für Schultern, Arme und den oberen Rücken. Ohne Hullern.

- Du stehst hüftbreit mit leicht gebeugten Knien. Dein Blick geht geradeaus, dein Bauch ist angespannt.
- Den Reifen greifst du auf 3 und 9 Uhr und hältst ihn mit ausgestreckten Armen auf Schulterhöhe wie ein Lenkrad vor dich.
- Aus dieser Position ziehst du den Reifen zu dir heran und bewegst ihn wieder vom Körper weg.
- Führe die Bewegungen im Tempo deiner Atmung durch: Beim Heranziehen schiebst du die Schulterblätter aktiv zusammen, der Brustkorb öffnet sich, du atmest ein; beim Zurückführen atmest du aus.
- Halte für 1 Minute durch.

TIPP: Um dich zu steigern, kannst du anstatt zu stehen auf der Stelle marschieren.

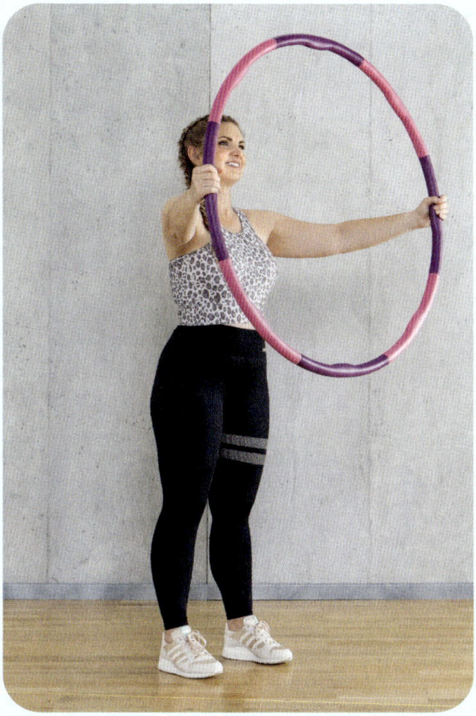

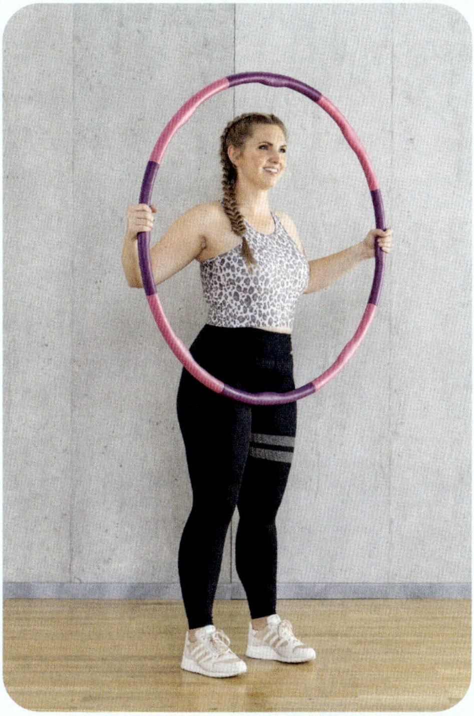

SIDE-STEPS (G/B)

Zusatzübung für Fortgeschrittene, die Koordination erfordert.

→ Du stehst schulterbreit mit leicht gebeugten Knien, wirfst den Reifen ab und hullerst in flottem Tempo. Der Blick ist gerade nach vorne gerichtet.
→ Sobald der Reifen stabil kreist, machst du mit dem rechten Fuß einen Schritt zur Seite und ziehst den linken Fuß nach. Anschließend machst du mit dem linken Fuß einen Schritt nach links und ziehst den rechten Fuß nach.
→ Je besser du hullern kannst, desto zügiger und fließender wirst du diese Übung ausführen können.
→ Halte 1 Minute durch.

TIPP: Flotte Musik hilft dir einen gleichmäßigen Rhythmus zu finden und zu halten. Je fitter du bist, desto mehr BPM darf der Song haben.

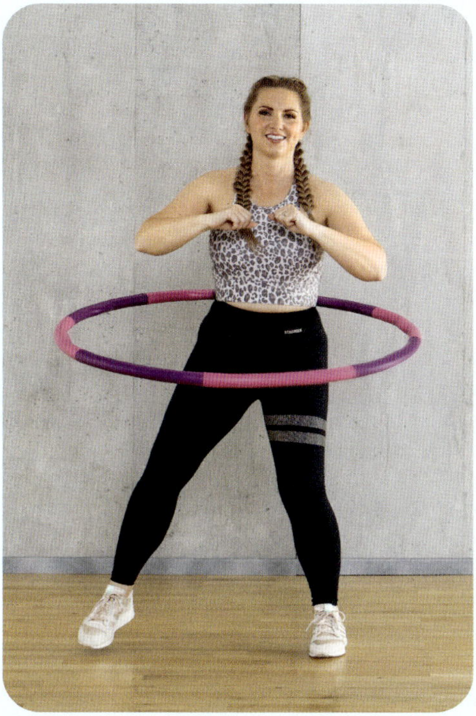

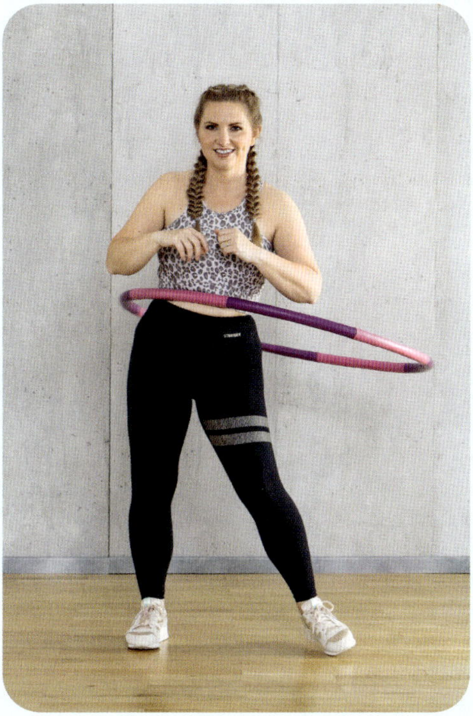

ARMKREISEN (A)

Zusatzübung für starke Arme und Schultern.

→ Du stehst hüftbreit mit leicht gebeugten Knien, wirfst den Reifen ab und hullerst in flottem Tempo. Der Blick ist gerade nach vorne gerichtet.
→ Die Arme streckst du auf Schulterhöhe zur Seite. Die Handflächen nach unten.
→ Zeichne mit deinen Fingerspitzen in zügigem Tempo kleine Kreise in die Luft.
→ Die Ellenbogen leicht gebeugt und die Schultern locker hängen lassen.
→ Halte 1 Minute durch.

→ **Variation:** Du kannst die Armkreise nach hinten und nach vorne ausführen. Denke auch daran, beide Huller-Richtungen zu trainieren.

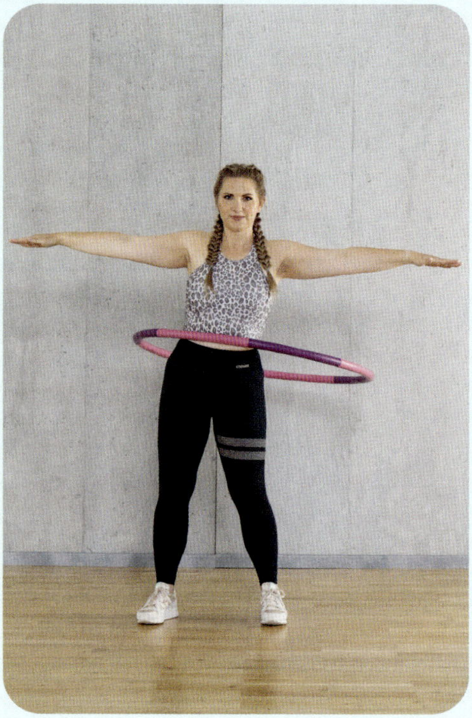

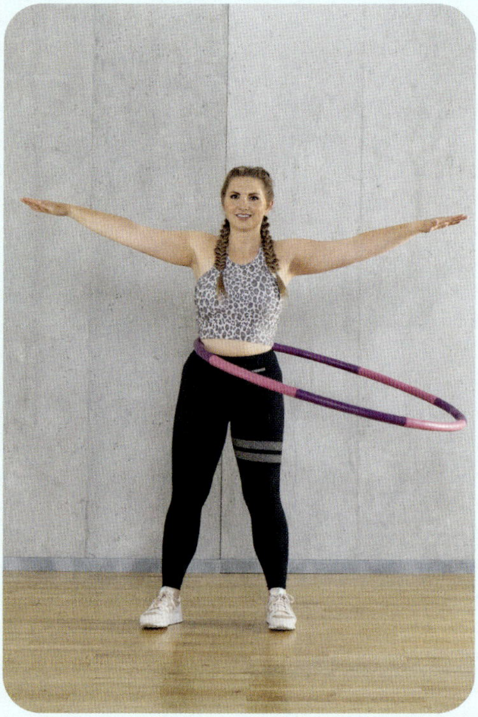

HULLERN MIT GESCHLOSSENEN BEINEN (G)

Zusatzübung bzw. Variation der Beinstellung für Fortgeschrittene.

→ Deine Beine sind geschlossen, die Knie leicht gebeugt. Du wirfst den Reifen ab und hullerst in flottem Tempo. Der Blick ist gerade nach vorne gerichtet.
→ Durch die enge Stellung der Füße und Beine benötigst du mehr Körperspannung und Kraft, um den Reifen in Schwung zu halten.
→ Versuche den Reifen 1 Minute oben zu halten.

TIPP: Um die Schwierigkeit weiter zu steigern, kannst du dich als „hullernde Kerze“ versuchen. Dafür streckst du die Arme zusätzlich über den Kopf und presst die Handflächen aufeinander.

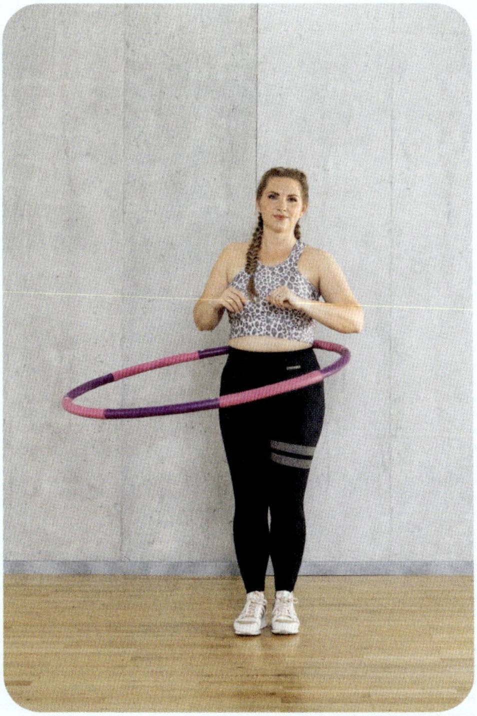

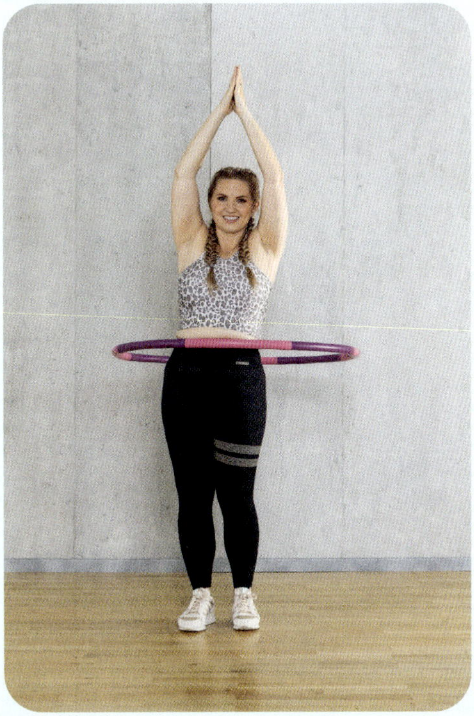

CRUNCHES MIT REIFEN (G)

Eine Kräftigungsübung für die geraden Bauchmuskeln. Ohne Hullern.

- → Du legst dich auf dem Boden oder einer Matte auf den Rücken. Die Beine sind angewinkelt, die Füße stellst du hüftbreit auf. Den Bauch spannst du an, indem du den Nabel in Richtung Wirbelsäule ziehst.
- → Den Reifen greifst du auf 3 und 9 Uhr und hältst ihn parallel zum Boden vor deinen Brustkorb.
- → Aus dieser Position rollst du dich aus der Kraft der Bauchmuskulatur so weit nach oben, bis deine Schulterblätter keinen Kontakt mehr zum Boden haben. Den Reifen schiebst du dabei etwas in Richtung Decke. Im Anschluss rollst du deinen Oberkörper wieder Richtung Matte ab, ohne ihn vollständig abzulegen.
- → Achte darauf, den Kopf in Verlängerung der Wirbelsäule zu halten und im Nacken locker zu bleiben. Den Blick richtest du dafür durchgehend an die Decke.
- → Halte 1 Minute durch.

TIPP: Fortgeschrittene können die Übung anstrengender gestalten, indem sie das Tempo der Ausführung erhöhen.

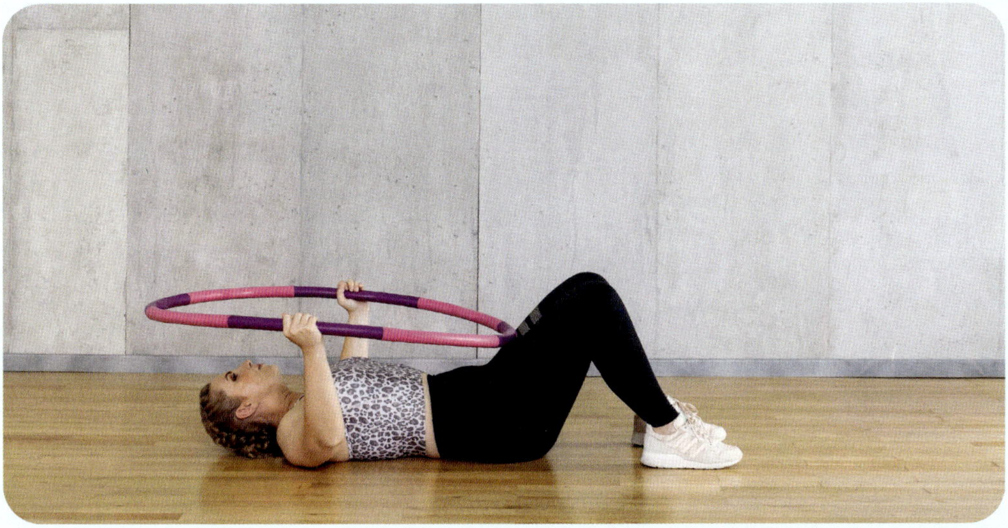

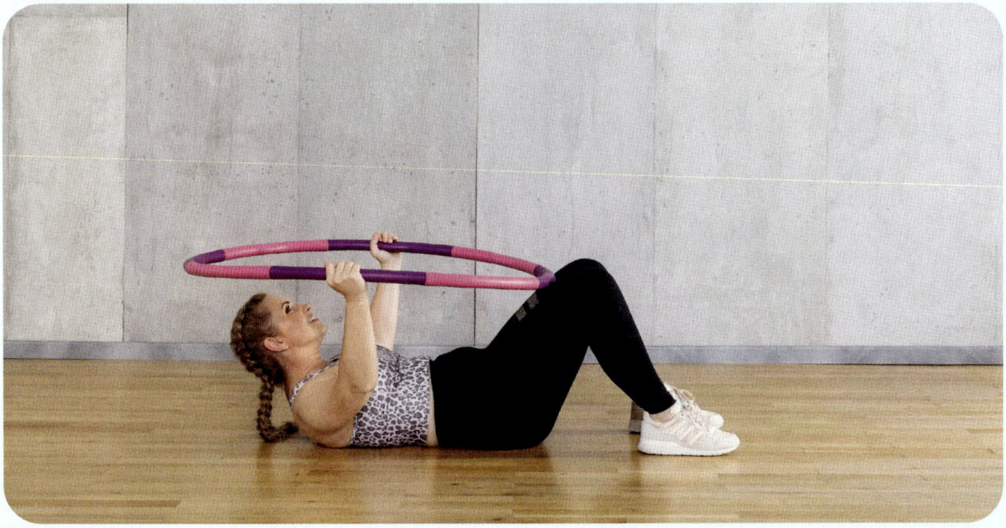

WALKING-SQUATS ÜBER DEN REIFEN (B/G)

Kräftigungsübung für Fortgeschrittene. Ohne Hullern.

- Den Reifen legst du auf den Boden und stellst du dich mittig hinein.
- Du startest mit einer tiefen Kniebeuge. Dafür beugst du aus reifenbreitem Stand deine Knie bis etwa 90 Grad. Dein Gesäß schiebst du dabei nach hinten unten, als ob du dich auf einen Hocker absetzen wolltest. Die Hände nimmst du in Gebetshaltung vor die Brust. Der Bauch ist angespannt, der Rücken gerade und dein Blick nach vorne gerichtet.
- In dieser Haltung verringerst du den Abstand deiner Füße kurzzeitig durch einen kleinen Schritt mit deinem linken Fuß in Richtung Mitte, um dann mit dem rechten Fuß aus dem Reifen und damit wieder in die breite Stellung zu steigen. Auf dieselbe Weise bewegst du dich wieder zurück in den Reifen und anschließend zur anderen Seite hinaus.
- Konzentriere dich auf eine stabile Körpermitte und bleibe tief in den Beinen.
- Halte 1 Minute durch.

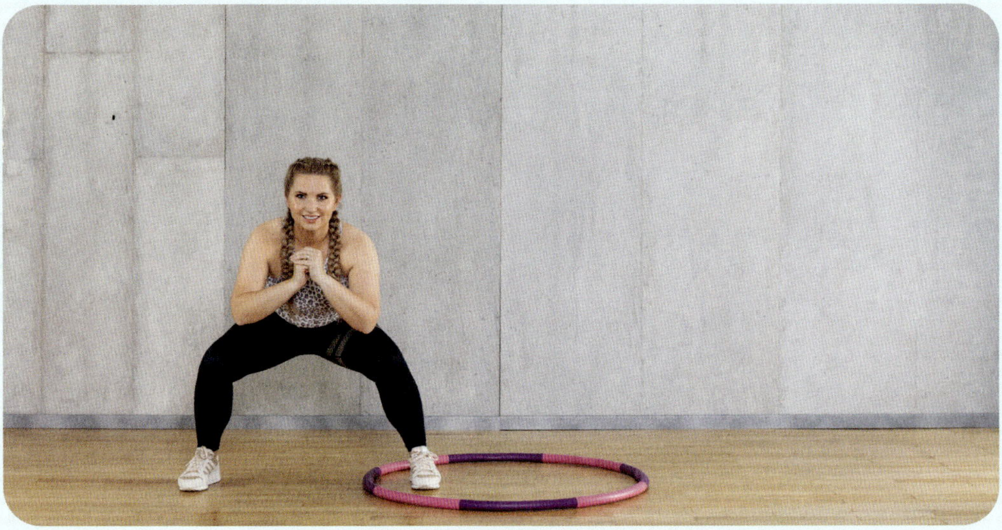

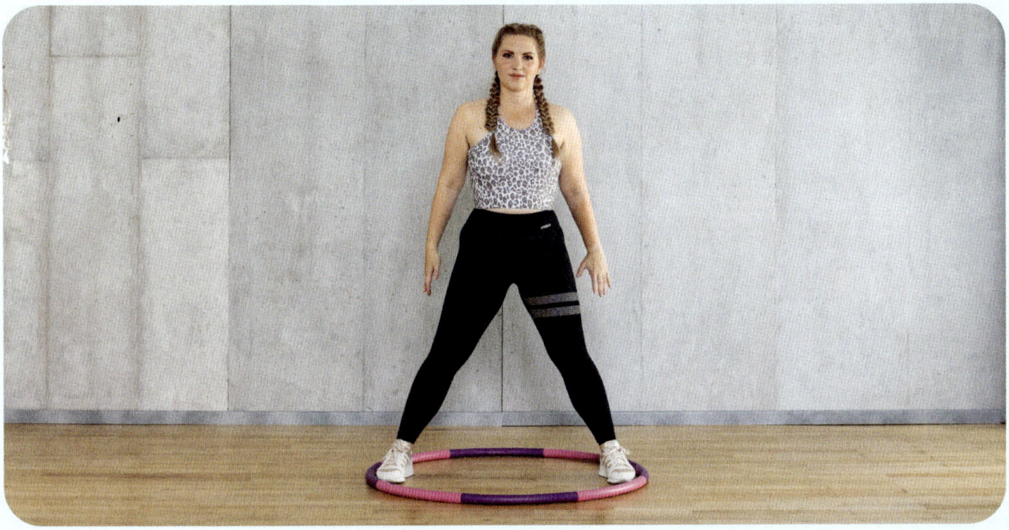

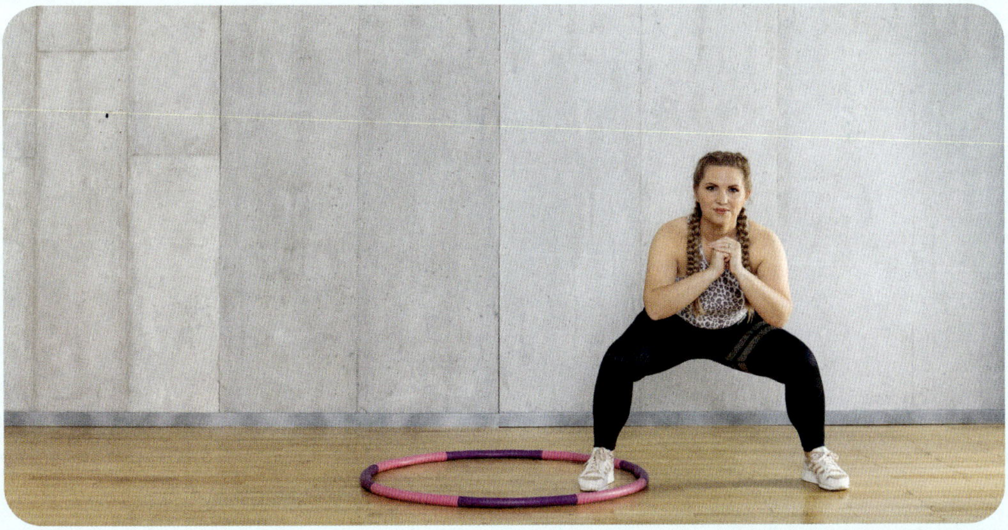

CHA-CHA-STEPS (B/G)

Zusatzübungen für Tanzaffine; funktioniert am besten zu Cha-Cha-Musik.

- Du stehst hüftbreit mit leicht gebeugten Knien, wirfst den Reifen ab und hullerst in flottem Tempo. Der Blick ist gerade nach vorne gerichtet. Dann heißt es, die alten Tanzschulkenntnisse auspacken!
- Du beginnst mit einem Wiegeschritt nach hinten, indem du dein Gewicht auf den linken Fuß verlagerst, den rechten Fuß nach hinten setzt, dein Gewicht kurz auf ihn abgibst und zurück auf den linken Fuß steigst.
- Es folgt ein Seitschritt mit dem rechten Fuß, den linken ziehst du nach und machst einen zweiten Seitschritt nach rechts.

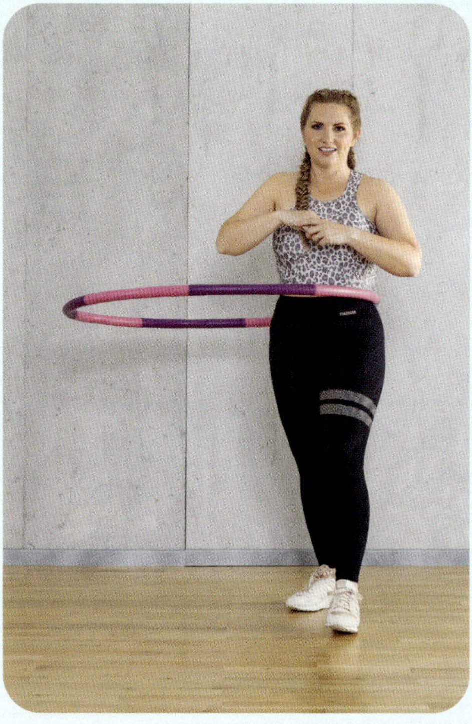

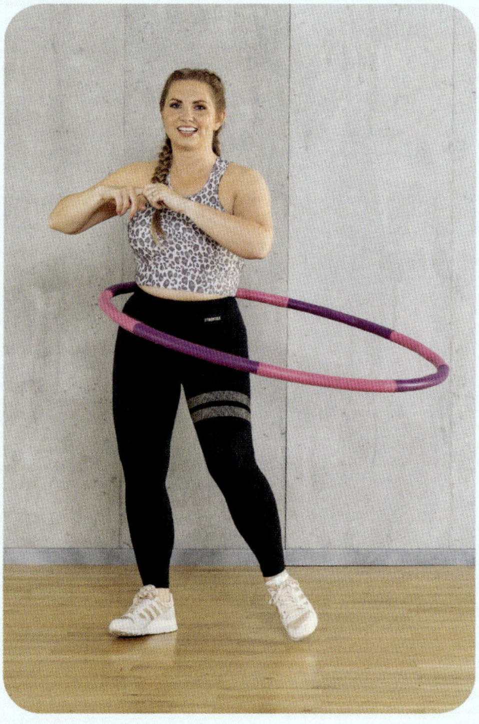

→ Nun kommt ein Wiegeschritt mit dem linken Fuß nach vorne.
→ Den Abschluss des Grundschrittes bildet ein Seitschritt nach links, zu dem du dieses Mal den rechten Fuß nachziehst und anschließend einen weiteren Seitschritt mit dem linken Fuß machst.
→ Diese Abfolge wiederholst du für 1 Minute – oder falls du in Tanzlaune bist, so lange, wie der ausgewählte Song dauert.

TIPP: Für den passenden Rhythmus kannst du folgende Kurzanleitung mitsprechen: „Rückwärts, vorwärts, cha-cha-cha – vorwärts, rückwärts, cha-cha-cha".

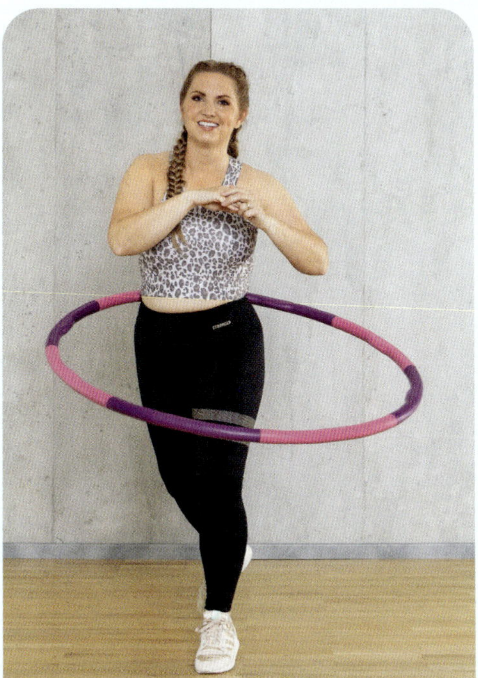

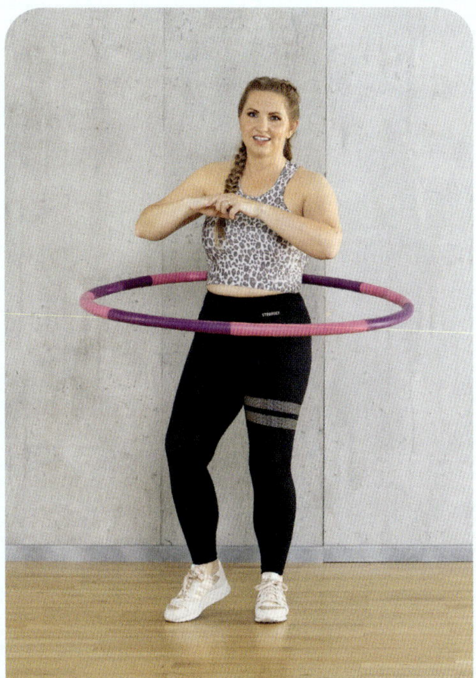

ARM-FEDERN VOR DEM KÖRPER (A)

Zusatzübung für Brust, Schultern und Arme.

- Du stehst hüftbreit mit leicht gebeugten Knien, wirfst den Reifen ab und hullerst in flottem Tempo. Der Blick ist gerade nach vorne gerichtet. Die Arme streckst du auf Schulterhöhe gerade nach vorne. Die Handflächen zeigen zueinander.
- In dieser Haltung federst du mit den Armen in schnellem Tempo nach innen und außen. Der Bewegungsspielraum sollte dabei nicht größer als 10–15 Zentimeter sein.
- Achte darauf, die Schultern locker und die Ellenbogen leicht gebeugt zu lassen.
- Halte 1 Minute durch.

- **Variation:** Fortgeschrittene können die Übung auch auf einem Bein stehend ausführen. Das trainiert das Gleichgewicht und beansprucht alle Muskeln.

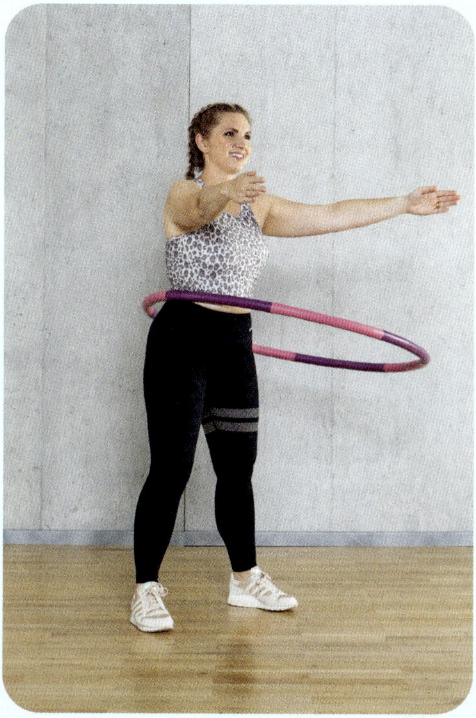

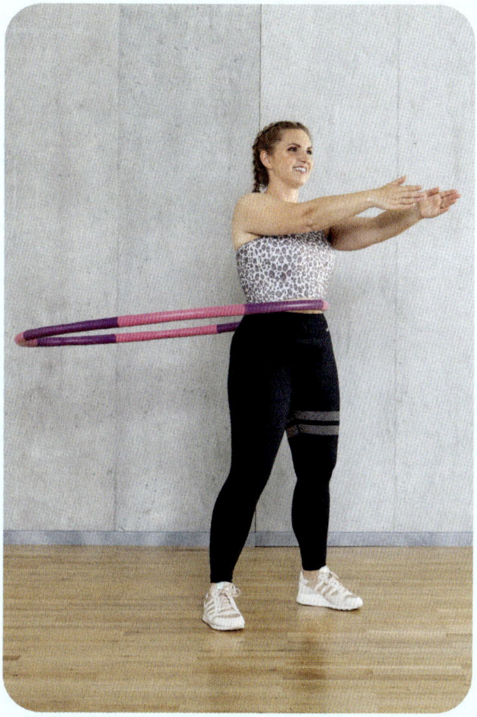

HULLERN IN AKTIVER GEBETSHALTUNG (A)

Zusatzübung für Arm- und Brustmuskulatur mit veränderter Beinstellung.

- Du stehst etwas breiter als hüftbreit mit leicht gebeugten Knien, wirfst den Reifen ab und hullerst in flottem Tempo. Die Handflächen legst du mittig vor der Brust aneinander, als ob du beten würdest.
- Nun übst du mit beiden Händen für 10 Sekunden festen Druck gegeneinander aus und lässt für 10 Sekunden locker, bevor du erneut Spannung aufbaust. So wechselst du bis zum Ende der Übung ab.
- Achte darauf, die Schultern entspannt zu lassen.
- Halte 1 Minute durch.

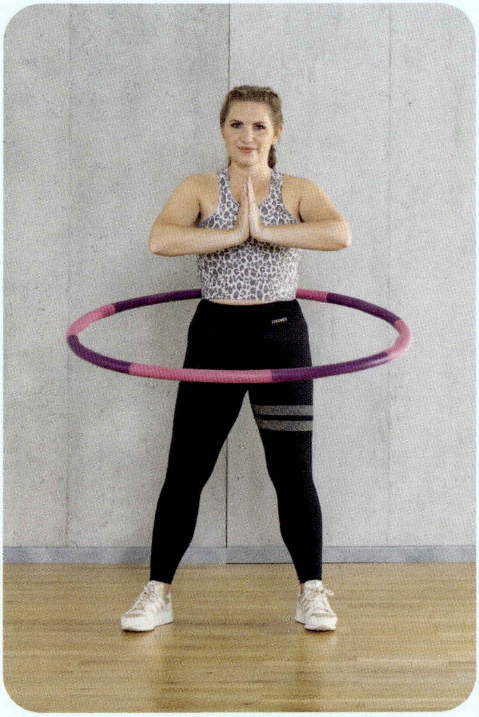

BOXEN (A)

Zusatzübung für Schnellkraft in den Schultern und Armen mit Auspower-Potenzial.

→ Du stehst hüftbreit mit leicht gebeugten Knien, wirfst den Reifen ab und hullerst in flottem Tempo. Der Blick ist gerade nach vorne gerichtet. Deine Arme hältst du in typischer Boxerhaltung mit geballten Fäusten vor dein Gesicht. Die Handflächen zeigen zu dir.

→ Aus dieser Grundposition boxt du abwechselnd kraftvoll mit links und rechts auf Kopfhöhe nach vorne in die Luft. Die Unterarme drehst du dabei leicht nach innen, sodass die Handfläche im Moment des imaginären Treffers nach unten zeigt. Führe die Arme jeweils auf gerader Linie in die Ausgangsposition zurück.

→ Achte darauf, dass du die Schultern locker lässt und den Ellenbogen des jeweiligen Schlagarms nicht überstreckst. Steigere das Box-Tempo nur so weit, wie du die Technik noch sauber ausführen kannst.

→ Halte 1 Minute durch.

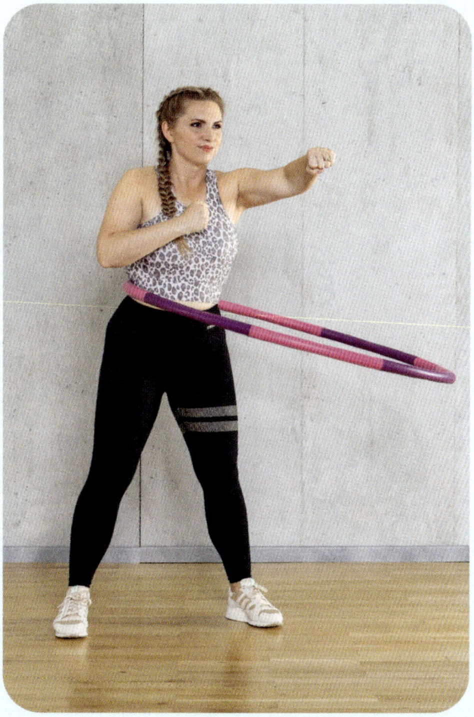

JUMP-IN-AND-OUT (G/B)

Eine fordernde Übung, die Kondition und Koordination trainiert. Ohne Hullern.

- Den Reifen legst du eine Fußlänge entfernt vor dir auf dem Boden ab. Du stehst auf etwa 6 Uhr außerhalb des Reifens.
- Mit geschlossenen Beinen springst du in den Reifen hinein und rückwärts wieder heraus. Deine Arme nimmst du seitlich mit, sodass sie dir etwas Schwung geben.
- Wähle das Tempo so, dass du die Sprünge kontrolliert ausführen kannst und nicht auf dem Reifen landest.
- Halte 1 Minute durch.

TIPP: Als Variation kannst du in der Mitte starten und im Wechsel auf 12 Uhr nach vorne aus dem Reifen und zurück, auf 9 Uhr nach links heraus und zurück, auf 3 Uhr nach rechts heraus und zurück und auf 6 Uhr nach hinten heraus und zurück springen.

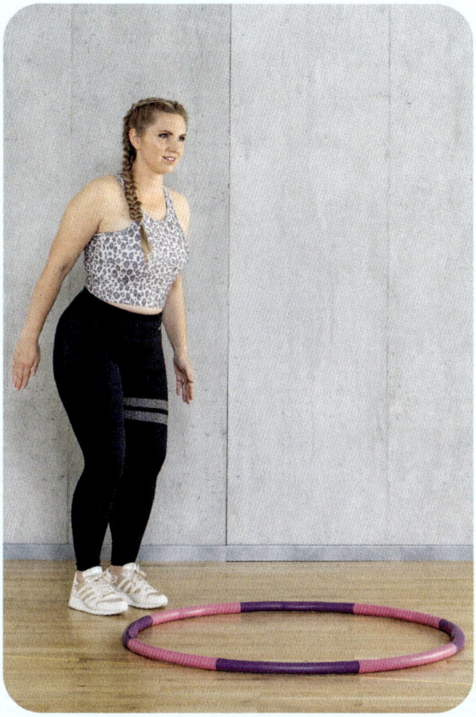

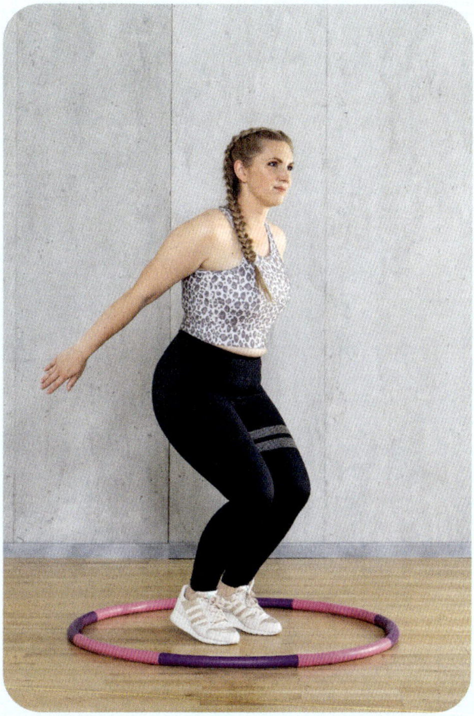

PLANK MIT HAND-TAPS (G)

Eine Stabilisationsübung für den gesamten Rumpf. Ohne Hullern.

- Den Reifen legst du auf dem Boden ab.
- Du gehst in eine Liegestützposition. Die Hände setzt du auf Höhe deiner Schultern etwas breiter als schulterbreit in einer Handbreite Abstand vor dem Reifen auf, steigst mit den Beinen zurück und stellst die Zehenspitzen so auf, dass dein gesamter Körper eine Linie bildet. Bauch, Gesäß und Beine sind angespannt. Den Kopf hältst du in Verlängerung er Wirbelsäule, der Blick geht zum Boden.
- In dieser Haltung verlagerst du dein Gewicht abwechselnd auf die linke bzw. rechte Hand und tippst jeweils mit der entlasteten Hand einmal an den Reifen vor dir.
- Achte darauf, während der gesamten Übung die Ellenbogen leicht gebeugt zu lassen und nicht ins Hohlkreuz zu fallen.
- Halte 1 Minute durch.

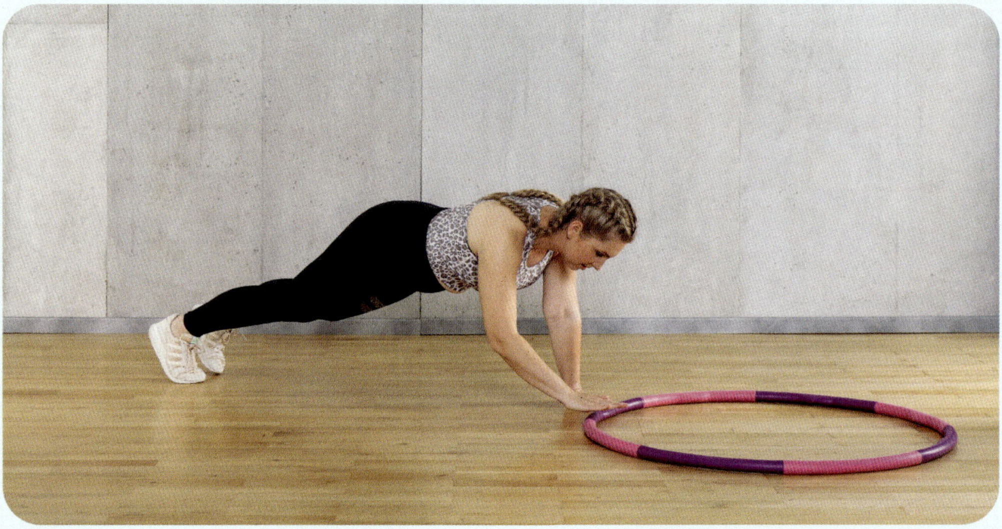

HIGH-KNEE-HULLERN (G/B)

Zusatzübung für Fortgeschrittene.

- Du stehst hüftbreit mit leicht gebeugten Knien, wirfst den Reifen ab und hullerst in flottem Tempo. Der Blick ist gerade nach vorne gerichtet.
- Sobald der Reifen stabil kreist, beginnst du deine Knie abwechselnd zu einem gleichmäßigen Marsch auf der Stelle zu heben.
- Wichtig ist, dass du die Knie so hoch abhebst, dass sie gerade noch nicht den Reifen beeinträchtigen.
- Halte 1 Minute durch.

TIPP: Bei dieser Übung hilft dir Musik, einen Rhythmus zu finden und zu halten.

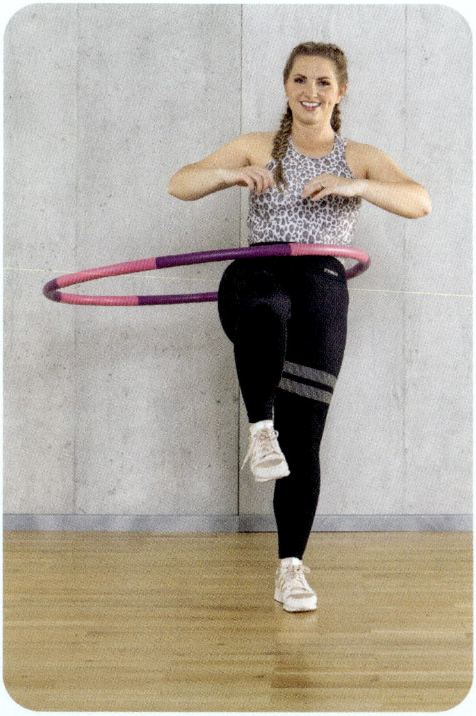

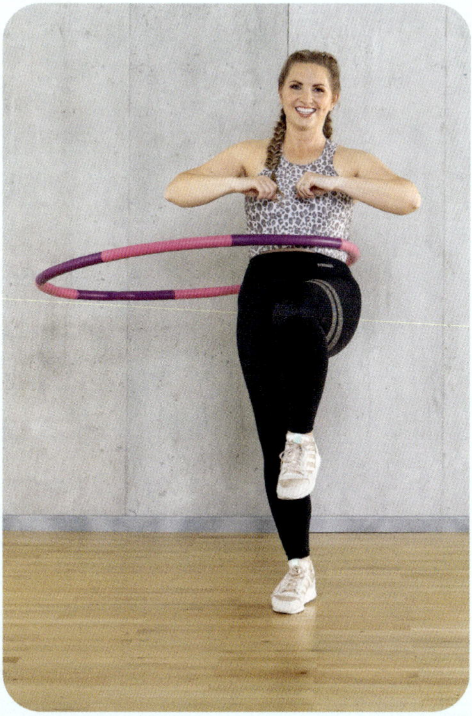

REIFEN-TAPS IM UHRZEIGERSINN (B)

Eine moderate Kraftübung für die Beine, die dein Gleichgewicht und den Beckenboden mittrainiert. Ohne Hullern.

→ Den Reifen legst du auf dem Boden ab und stellst dich in die Mitte.
→ Du stehst hüftbreit mit leicht gebeugten Knien. Dein Blick geht nach vorne.
→ Dein Gewicht verlagerst du auf den rechten Fuß und tippst mit der linken Fußspitze deines gestreckten linken Beines der Reihe nach auf 12 Uhr, 9 Uhr und 6 Uhr auf den Reifen. Anschließend tippst du mit der rechten Fußspitze deines gestreckten rechten Beines auf 6 Uhr, 3 Uhr und 12 Uhr.

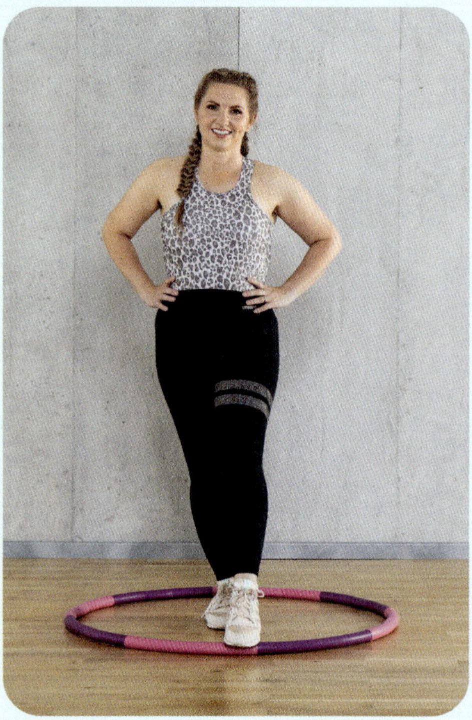

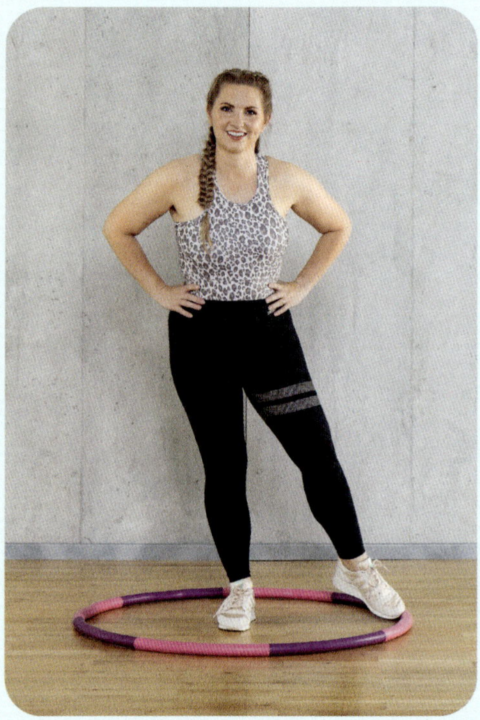

- Nach der Hälfte der Übungszeit wechselst du die Richtung, beginnst also mit rechts auf 12 Uhr, 3 Uhr, 6 Uhr und wechselst auf links beginnend mit 6 Uhr, über 9 Uhr nach 12 Uhr.
- Achte darauf, den Bauch anzuspannen, um im Oberkörper stabil und aufrecht zu bleiben.
- Halte 1 Minute durch.

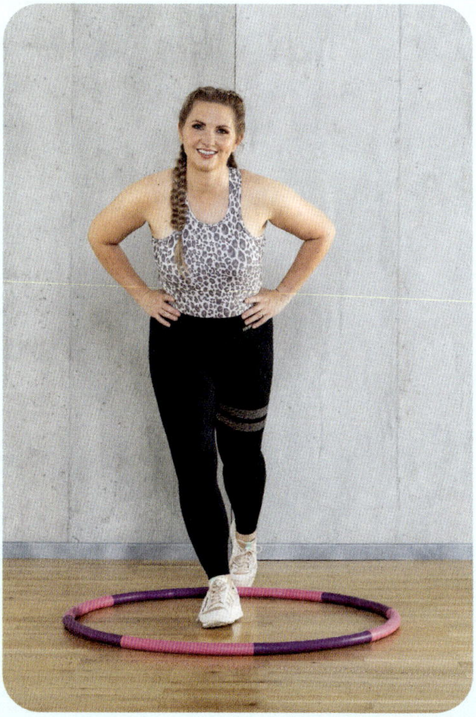

SIT-UPS MIT REIFEN (G)

Eine Kraftübung für den Bauch für Fortgeschrittene. Ohne Hullern.

- Du legst dich auf dem Boden oder einer Matte auf den Rücken. Die Beine sind angewinkelt, die Füße stellst du hüftbreit auf. Den Bauch spannst du an, indem du den Nabel in Richtung Wirbelsäule ziehst. Der Blick geht zur Decke.
- Den Reifen greifst du auf 3 und 9 Uhr und hältst ihn parallel zum Boden etwa 20 Zentimeter über deinen Brustkorb.
- Nur aus der Kraft der Bauchmuskulatur richtest du dich in eine sitzende Position auf und legst dich langsam wieder ab, ohne den Bauch zu entspannen. Den Reifen hältst du während der gesamten Übung in der beschriebenen Haltung parallel zur Brust.
- Achte darauf, dich hoch- und runterzurollen und die Bewegung nicht mit Schwung auszuführen, da du sonst den Trainingseffekt stark verringerst.
- Halte 1 Minute durch.

TIPP: Je weiter du deine Fersen vom Gesäß weg platzierst, umso leichter kommst du nach oben. Wenn dir die Übung noch schwerfällt, beginne mit Crunches (siehe Seite 74).

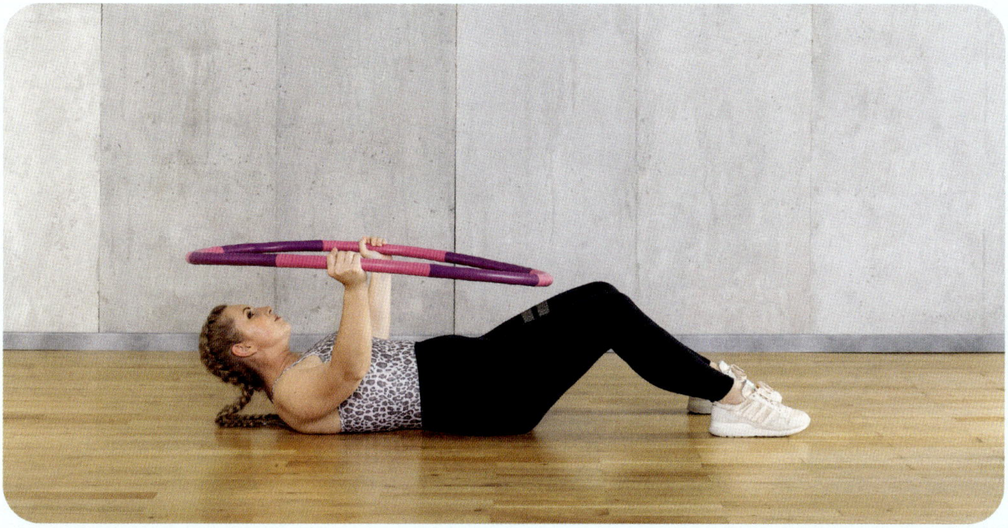

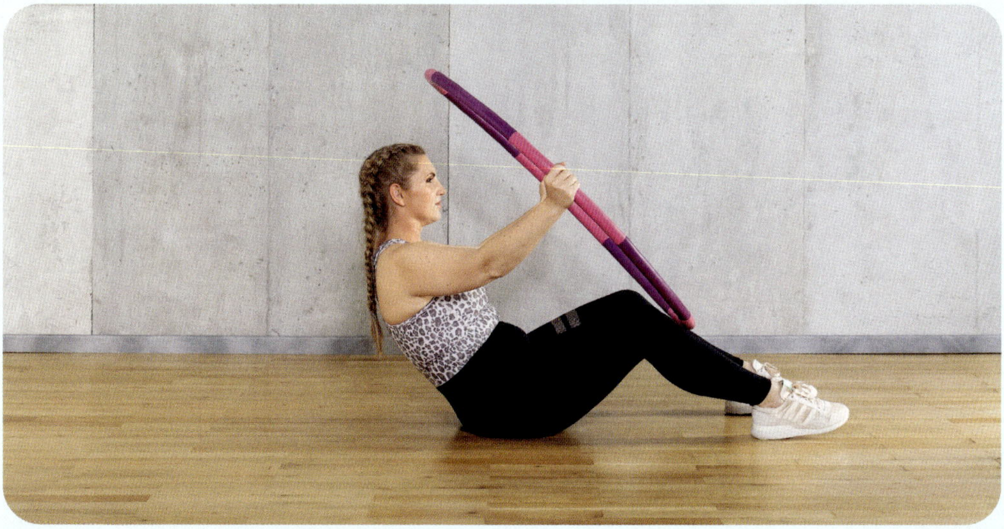

SLOW BURPEES (G)

Eine Kombinations-Übung, die von Beinen, über Gesäß, Rumpf und Brust bis zu den Armen nahezu alle Muskeln trainiert. Ohne Hullern.

- → Du stehst schulterbreit mit leicht gebeugten Knien innerhalb deines Reifens.
- → Mit geradem Rücken und angespanntem Bauch gehst du aus dieser Position über eine Kniebeuge in eine tiefe Hocke. Du platzierst deine Hände schulterbreit so innerhalb des Reifens, dass deine Finger den Rand etwa bei 11 und 1 Uhr berühren, und steigst mit den Beinen nacheinander zurück. Das Ergebnis ist eine Liegestützposition. Aus dieser ziehst du die Beine wieder nacheinander auf ihre Ausgangsstellung innerhalb des Reifens zurück. Du drückst dich mit den Händen ab, richtest dich aus der Hocke über eine Kniebeuge aus der Kraft der Beine in den Stand auf und streckst beide Arme über dem Kopf aus.
- → Achte darauf, sowohl in der Kniebeuge als auch in der Hocke und der Liegestützposition im Rücken gerade zu bleiben.
- → Halte 1 Minute durch.

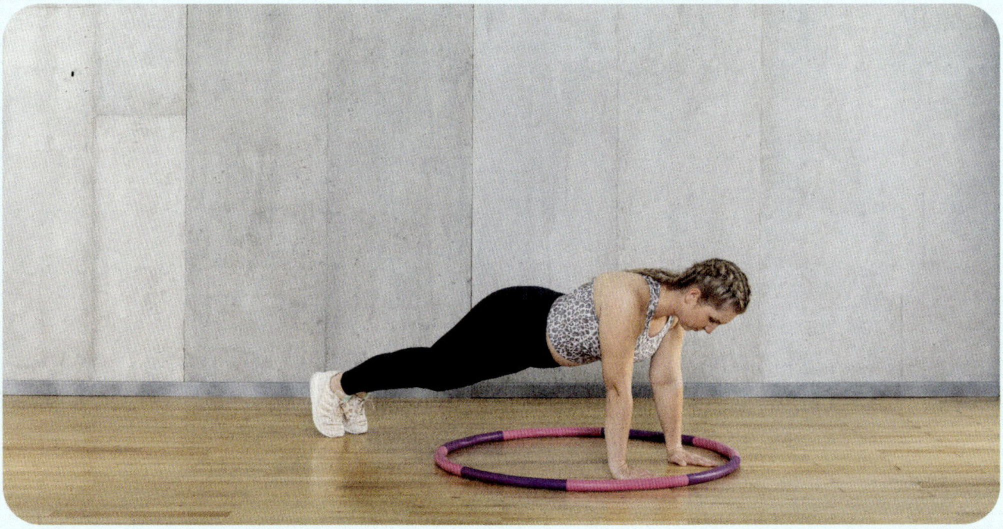

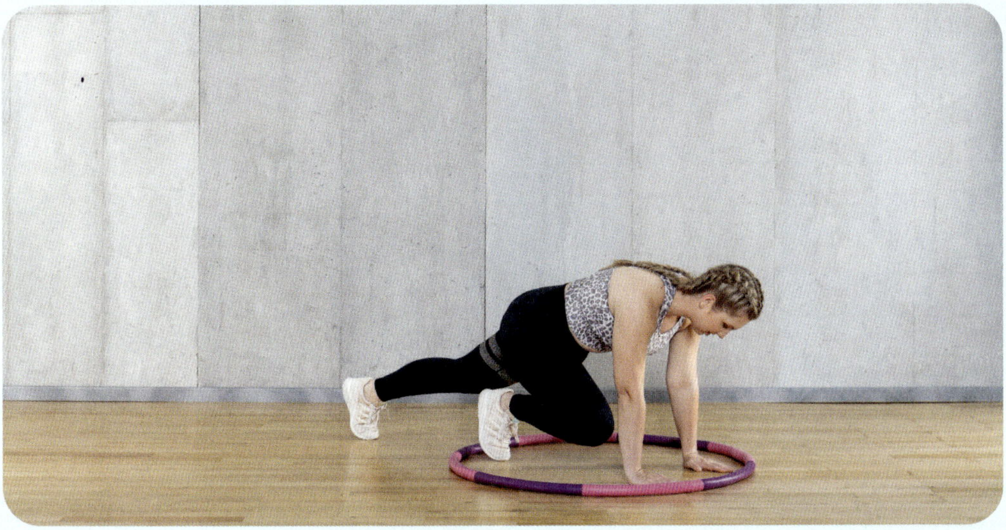

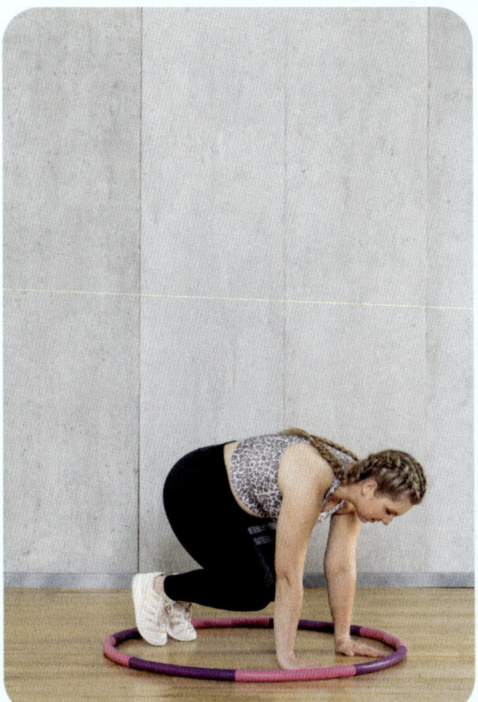

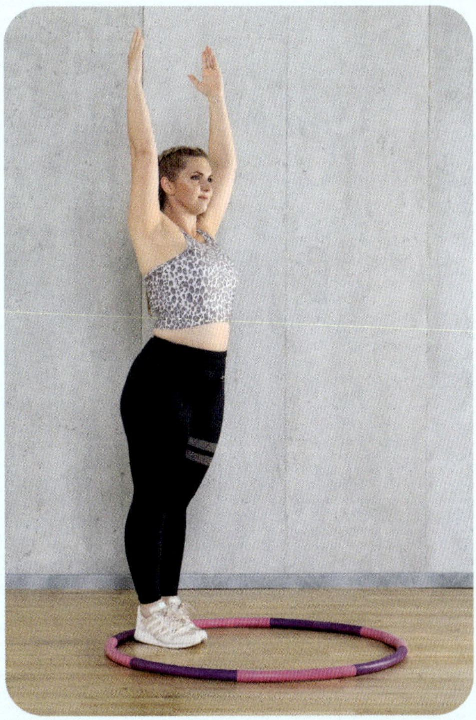

JOG- ODER WALK-IN-AND-OUT (B/G)

Eine Konditionsübung mit Auspower-Potenzial. Ohne Hullern.

- Den Reifen legst du vor dir auf dem Boden ab.
- Du stehst hüftbreit mit leicht gebeugten Knien auf 6 Uhr in einer Schrittlänge Entfernung außerhalb des Reifens.
- Von dort steigst du zuerst mit dem rechten, dann mit dem linken Fuß in den Reifen hinein und aus der Mitte wieder rückwärts mit rechts und links heraus.
- Entweder bleibst du bei diesem rhythmischen Hinein- und Hinausgehen oder du steigerst das Intensitätslevel, indem du in einen zügigen Dauerlauf wechselst.
- Achte vor allem im Joggingtempo darauf, nicht auf den Reifen zu treten.
- Halte 1 Minute durch.

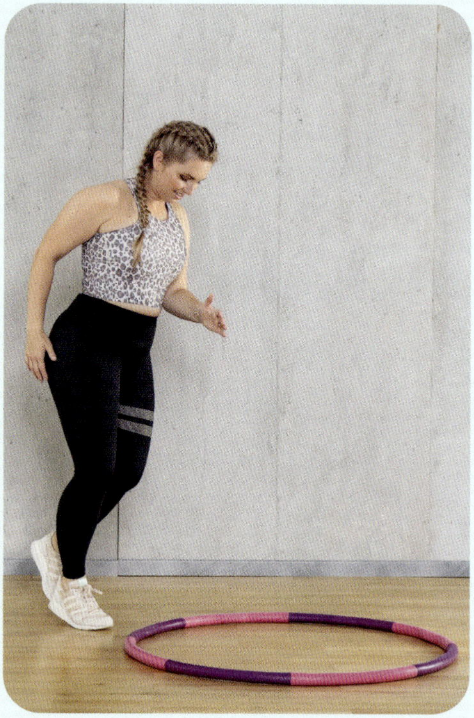

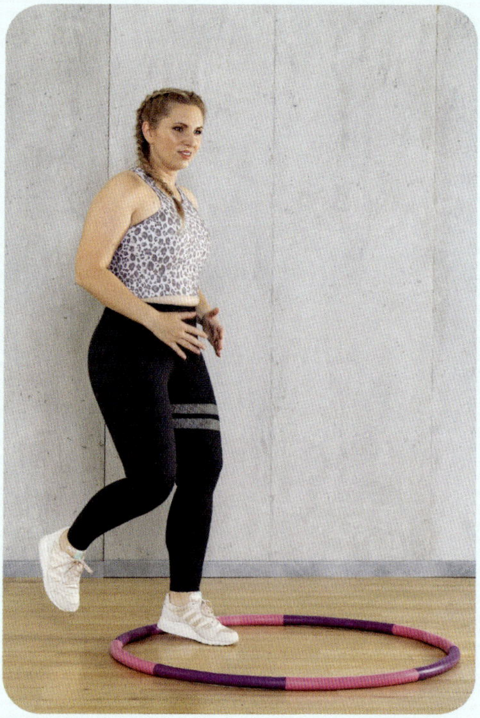

FRONTHEBEN MIT REIFEN (A)

Eine Kräftigungsübung vor allem für die Schultern. Ohne Hullern.

→ Du stehst hüftbreit mit leicht gebeugten Knien. Der Blick geht nach vorne, deinen Bauch spannst du an, der Rücken ist gerade.
→ Der Reifen steht etwa eine Armlänge entfernt vor dir. Du greifst ihn mit beiden Händen.
→ Aus dieser Position hebst du den Reifen mit gestreckten Armen vor deinem Körper nach oben bis auf Schulterhöhe und senkst ihn wieder langsam bis kurz über dem Boden ab.
→ Achte darauf, die Ellenbogen leicht gebeugt und die Schultern unten zu lassen.
→ Halte 1 Minute durch.

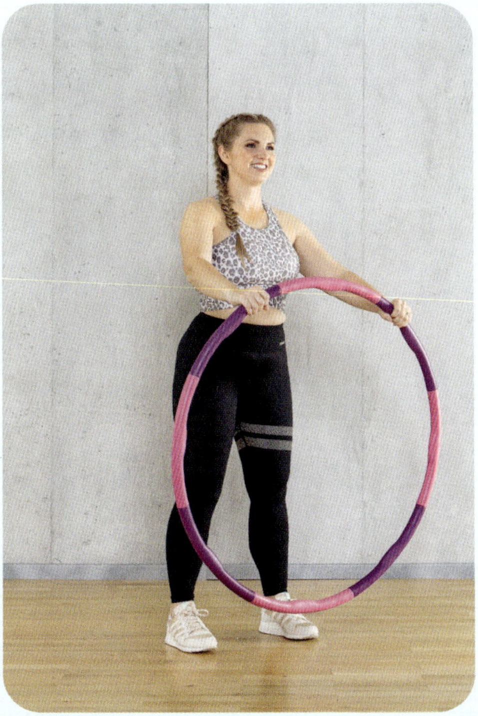

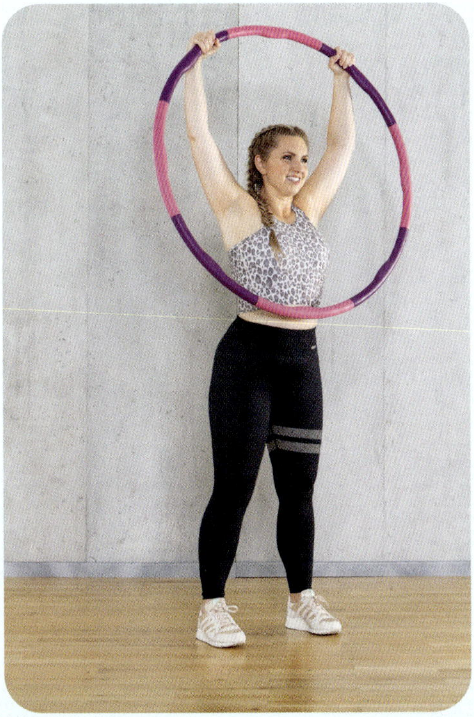

SEITLICHES BEINHEBEN + HIGH KNEES (B)

Eine sehr effektive Kombination-Übung zur Kräftigung nahezu aller Beinmuskeln. Ohne Hullern.

- Du stehst hüftbreit mit leicht gebeugten Knien. Der Blick geht geradeaus, deinen Bauch spannst du an.
- Den Reifen stellst du vor dir auf und hältst ihn etwa eine Armlänge entfernt mit lockeren Händen fest.
- Aus dieser Grundstellung verlagerst du dein Gewicht auf das rechte Bein und hebst das linke Bein gestreckt so weit seitlich an, wie du den Oberkörper noch gerade halten kannst. Ziel wären etwa 45 Grad. Die Fußspitze ziehst du dabei an, hältst sie also geflext.

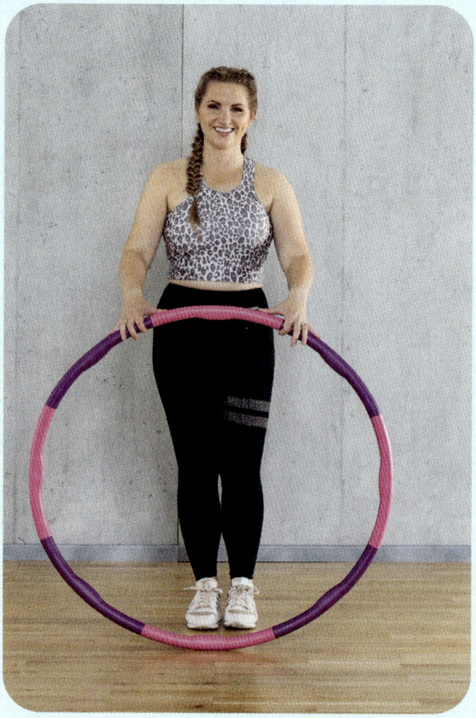

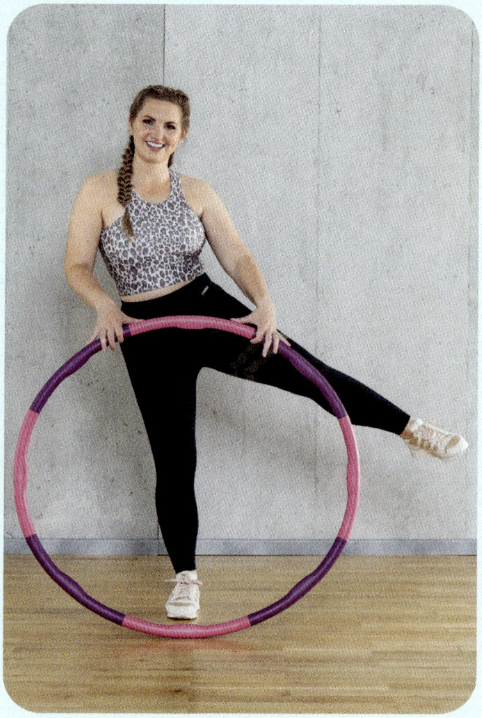

→ Ohne es abzusetzen, führst du das Bein zurück unter deinen Körper. Von dort winkelst du es direkt im 90-Grad-Winkel an und hebst dein Knie auf mindestens Hüfthöhe an, bis es vorne den Reifen berührt. Erst danach setzt du das Bein wieder ab und wiederholst die Kombination auf der anderen Seite.

→ Achte darauf, die Bewegungen kontrolliert und ohne Schwung auszuführen. Bleib unbedingt im Oberkörper aufrecht und weiche nicht zur Seite aus.

→ Wiederhole die Abfolge im Wechsel für 1 Minute.

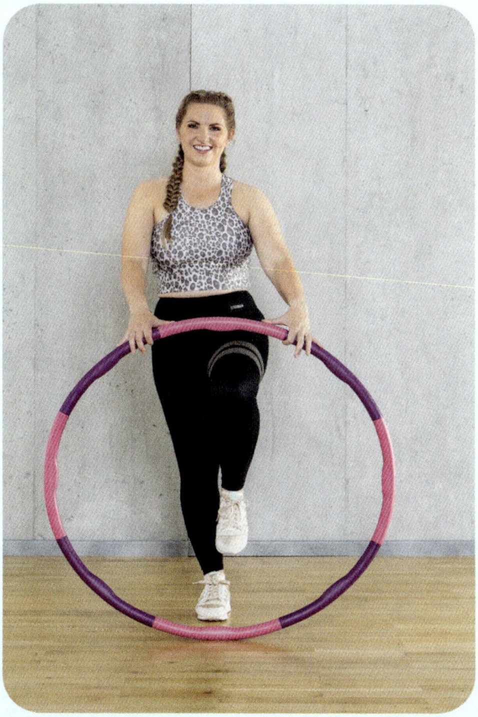

CALF-RAISES IN DER SUMO-SQUAT (B/G)

Eine Kräftigungsübung für starke Beine und einen Knack-Po. Ohne Hullern.

→ Deinen Reifen stellst du etwa eine Armlänge entfernt vor dir auf dem Boden ab. Die Fingerspitzen beider Hände legst du locker oben auf den Reifen.
→ Du stehst in einer breiten Grätsche mit leicht gebeugten Knien. Der Bauch ist angespannt. Dein Becken kippst du nach hinten, um einem Hohlkreuz entgegenzuwirken. Du beugst die Knie bis etwa 90 Grad und schiebst dein Gesäß nach hinten unten, als ob du dich auf einem Hocker absetzen wolltest.
→ In dieser breiten Kniebeuge-Position hebst du gleichzeitig beide Fersen vom Boden ab, sodass dein Gewicht nur noch auf den Zehenspitzen ruht, und hältst dich für 2 Sekunden oben. Dann setzt du die Fersen wieder ab.
→ Achte darauf, tief und stabil in der Kniebeuge zu bleiben und nur die Fußbewegung auszuführen.
→ Halte 1 Minute durch.

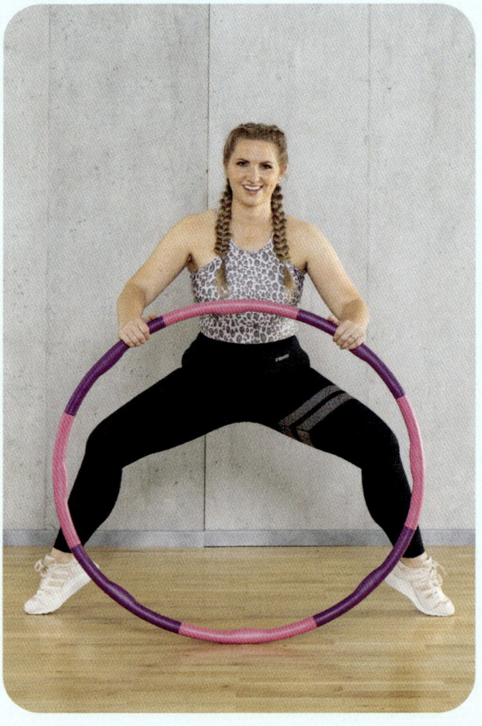

TRIZEPSDRÜCKEN (A)

Eine Kräftigungsübung für den großen Armstrecker-Muskel gegen die berühmten Winke-Ärmchen. Ohne Hullern.

- Du stehst hüftbreit mit leicht gebeugten Knien.
- Den Reifen stellst du vor dir auf, greifst ihn mit beiden Händen schulterbreit und klappst ihn aus dieser Position über den Kopf auf deinen Rücken. Deine Oberarme sind dicht an deinen Ohren, die Ellenbogen so weit möglich nach hinten abgewinkelt. Der Reifen hängt auf deinen Fingern, die Handflächen zeigen nach hinten.
- Aus dieser Ausgangsposition streckst du die Arme aus, hebst den Reifen damit an und lässt ihn wieder langsam nach hinten ab.
- Achte darauf, dass die Oberarme während der ganzen Übung nah an den Ohren bleiben und du nur die Unterarme bewegst. Korrigiere dich, wenn nötig. Gehe nicht in die Überstreckung.
- Halte 1 Minute durch.

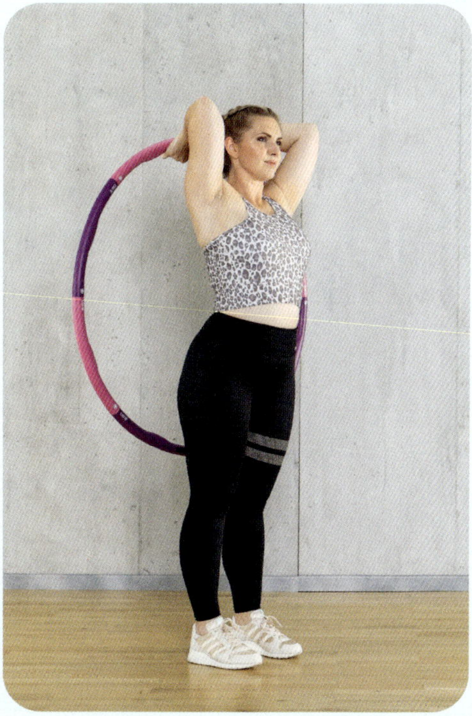

COOL-DOWN

REIFEN-SWING (G/B)

Eine Übung zur Lockerung der Rumpfmuskulatur und leichten Dehnung in der Hüfte. Ohne Hullern.

- Du stehst hüftbreit mit leicht gebeugten Knien in deinem Reifen, den du links und rechts mittig hältst. Deine Arme lässt du hängen. Dein Blick geht nach vorne, du bist aufrecht im Oberkörper.
- Aus dieser Position drehst du dich samt Reifen abwechselnd jeweils um etwa eine viertel Drehung nach links und rechts. Dabei hebst du jeweils die Ferse des rechten bzw. linken Fußes – also immer die Ferse des der Drehrichtung entgegengesetzten Fußes – an, sodass nur noch die Fußspitze den Boden berührt, und drehst das jeweilige Bein mit ein.
- Achte darauf, dein Becken am Ende der Drehung jeweils bewusst nach hinten zu kippen, um eine angenehme Drehung in der Hüfte zu spüren.
- Wiederhole diese Wechselbewegung für 1 Minute.

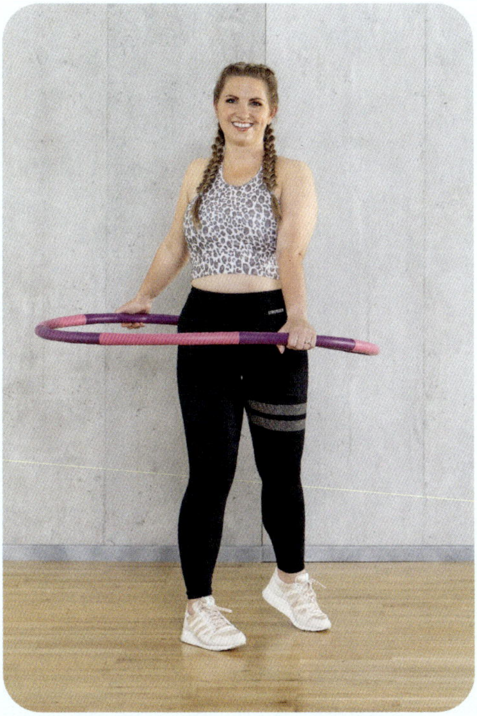

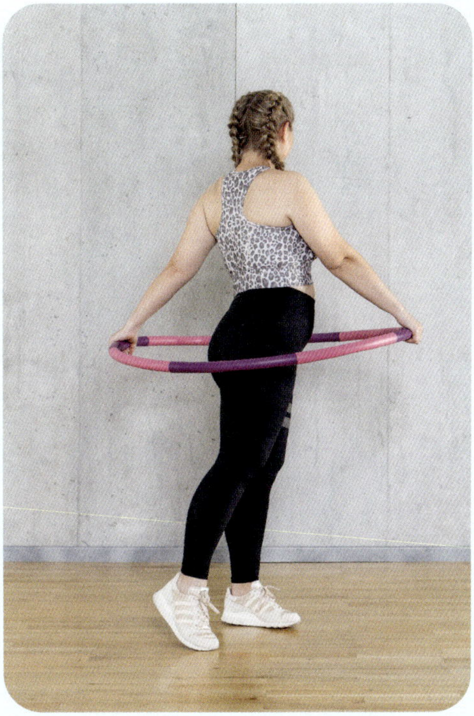

OBERSCHENKEL-STRETCH (B)

Eine Dehnübung für den großen Beinstrecker. Ohne Hullern.

- → Du stehst hüftbreit mit leicht gebeugten Knien.
- → Den Reifen stellst du als Stütze vor dir auf den Boden und legst deine linke Hand darauf.
- → Das rechte Bein winkelst du an, indem du den rechten Fuß mithilfe deiner rechten Hand in Richtung Gesäß ziehst. Du umgreifst dabei entweder deine Fußspitze oder dein Fußgelenkt.
- → Wichtig ist, dass deine Oberschenkel parallel bleiben. Du solltest eine angenehme Dehnung in der Vorderseite des Oberschenkels spüren.
- → Halte diese Dehnung für 30 Sekunden, bevor du die Seite wechselst.

TIPP: Um die Dehnung zu intensivieren, kannst du dein Becken in der Übung nach hinten kippen.

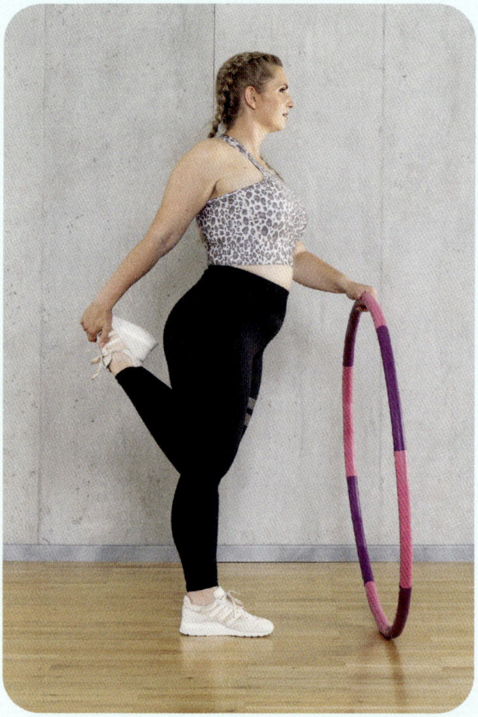

SCHULTER-STRETCH (A)

Eine Dehnübung für die fleißige Haltemuskulatur in den Schultern. Ohne Hullern.

- Den Reifen legst du auf dem Boden ab.
- Du stehst hüftbreit mit leicht gebeugten Knien darin.
- Beginne mit deinem linken Arm und führe ihn ausgestreckt vor deiner Brust nach rechts. Deinen rechten Arm klappst du nach oben und drückst den gestreckten Arm damit sanft in Richtung Körper.
- Achte darauf, deine Schultern locker hängen zu lassen. Du solltest eine angenehme Dehnung in Schulter und Oberarm spüren.
- Halte diese Dehnung für 30 Sekunden, bevor du die Seite wechselst.

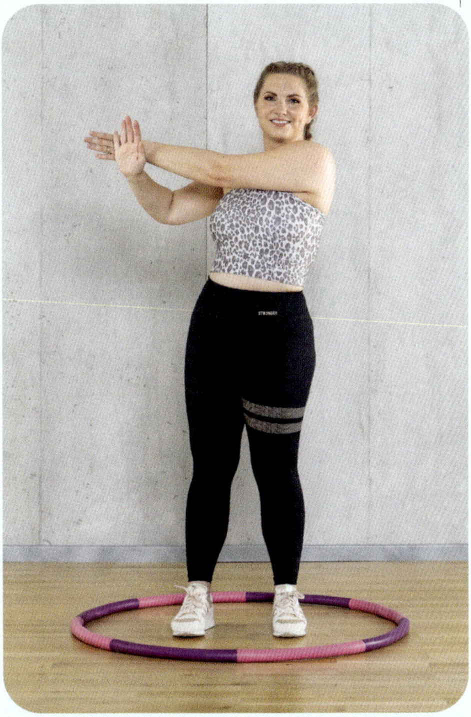

SIDE-STRETCH OHNE REIFEN (G)

Eine Dehnübung für die seitliche Bauch- und Rückenmuskulatur.
Ohne Hullern

- Den Reifen legst du vor dir auf dem Boden ab.
- Du stehst reifenbreit mit leicht gebeugten Knien darin. Deinen linken Arm streckst du locker gebeugt über den Kopf, deinen rechten Arm hältst du ebenfalls leicht angewinkelt vor deinem Körper. Die rechte Hand befindet sich etwa auf Höhe deines Schambeines.
- In dieser Position neigst du dich langsam nach links, bis du eine angenehme Dehnung in deiner rechten Seite spürst.
- Wichtig ist, dass du nur so weit zur Seite gehst, wie du dich ohne Schwung wieder aufrichten kannst.
- Halte diese Dehnung für 30 Sekunden, bevor du die Seite wechselst.

- **Variation:** Wenn du dich zur Seite und gleichzeitig durch einen leichten Knick in der Hüfte ein wenig nach vorne neigst, wandert die Dehnung deutlich spürbar in Richtung Körperrückseite. Das ist sehr angenehm, wenn du den breiten Rückenmuskel viel beansprucht hast. Achte aber unbedingt darauf, in der Dehn-Position im Rücken gerade zu bleiben.

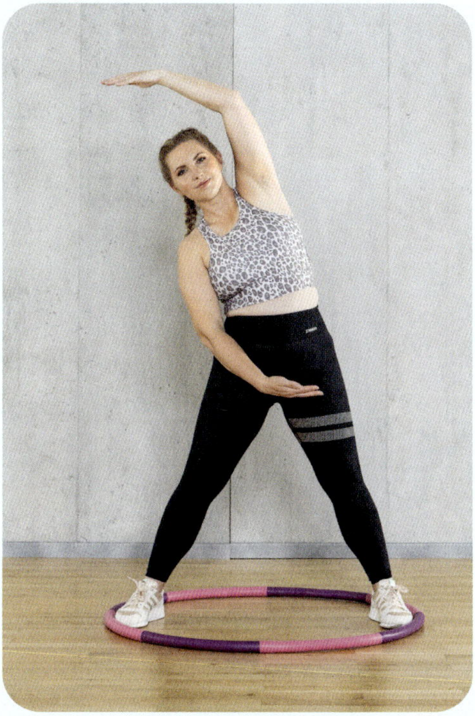

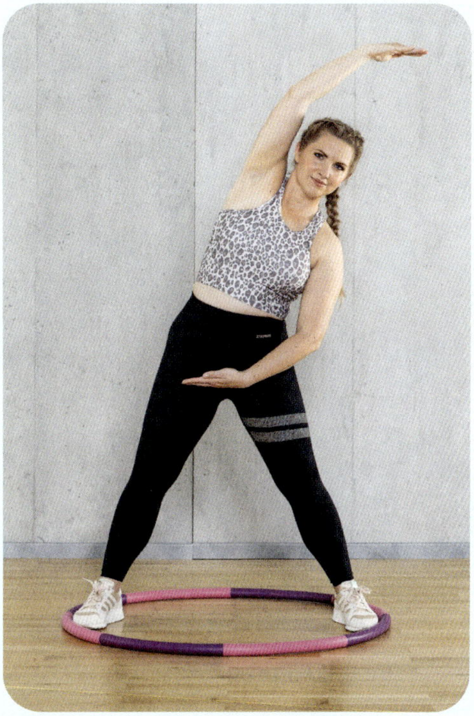

TISCH AM REIFEN (G/B/A)

Eine angenehme Entlastung für den Rücken sowie eine Dehnung für Schultern und Beinrückseite. Ohne Hullern.

→ Du stehst in einer breiten Grätsche mit leicht gebeugten Knien. Die Fußspitzen zeigen leicht nach außen.

→ Den Reifen stellst du vor dir auf den Boden. Die Hände legst du locker und etwa schulterbreit auf den oberen Rand des Reifens. Den unteren Rand schiebst du auf dem Boden noch etwas nach vorne, sodass der Reifen deutlich zu dir gekippt steht.

→ Aus dieser Ausgangsstellung gehst du mit geradem Rücken nach vorne, bis dein Oberkörper von der Hüfte bis zu den Händen eine gerade Linie bildet. Die Arme bleiben gestreckt und richten den Reifen auf. Der Kopf bleibt in Verlängerung zur Wirbelsäule.

→ Halte die Dehnung für 30 Sekunden.

TIPP: Anstatt statisch in der Tisch-Position auszuharren, kannst du auch ein wenig mit dem Reifen spielen und ihn abwechselnd ein wenig nach links und rechts rollen lassen.

→ **Variation:** Führe die Übung in hüftbreitem Stand oder mit geschlossenen Beinen aus. Je näher deine Füße zusammenstehen, desto stärker ist die Dehnung in deinen Beinrückseiten.

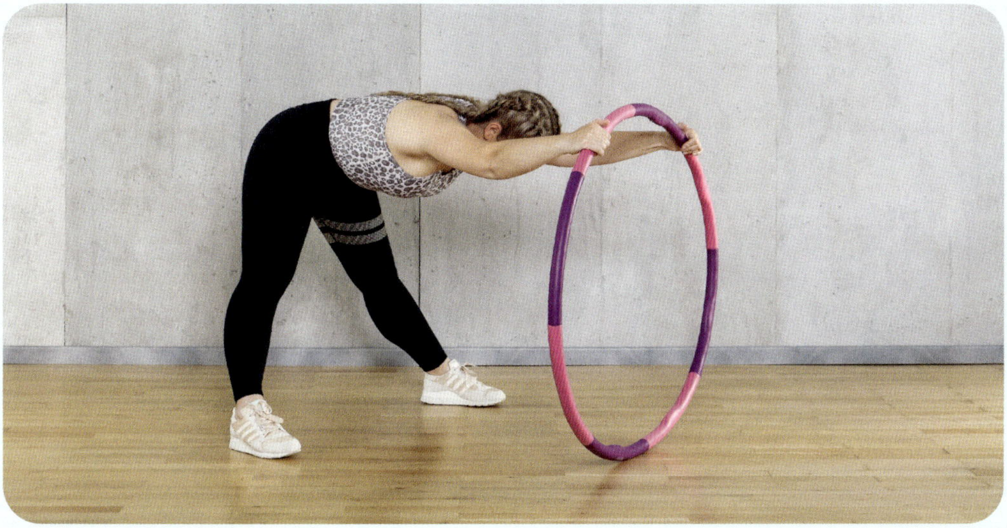

KRIEGER I MIT REIFEN (G/A/B)

Eine Übung aus dem Yoga, die gleichzeitig kräftigt, dehnt und die Flexibilität in Schulter und Hüfte verbessert. Ohne Hullern.

- Du stehst schulterbreit mit leicht gebeugten Knien.
- Den Reifen greifst du auf 3 und 9 Uhr und hältst in locker vor dich.
- Aus dieser Grundstellung machst du mit dem linken Fuß einen großen Schritt nach vorne. Die Fußspitze des hinteren, rechten Fußes drehst du um 45° nach außen. Die linke und die rechte Ferse sind auf einer Linie.
- Nun hebst du den Reifen mit gestreckten Armen über deinen Kopf, bis er parallel zum Boden ist; die Schulterblätter ziehst du zusammen und nach unten. Dein Blick bleibt nach vorne gerichtet. Winkle das vordere Bein so an, dass das Knie über der Ferse steht. Das hintere Bein ist gestreckt und du schiebst die Fußaußenkante in den Boden. Dein Gewicht ist auf beide Füße gleichmäßig verteilt.
- Achte darauf, dein Becken nach hinten zu kippen und den Bauch anzuspannen, um ein Hohlkreuz zu vermeiden. Hüfte und Schultern sind parallel und nach vorne ausgerichtet.
- Halte diese Dehnung für 30 Sekunden, bevor du die Seite wechselst.

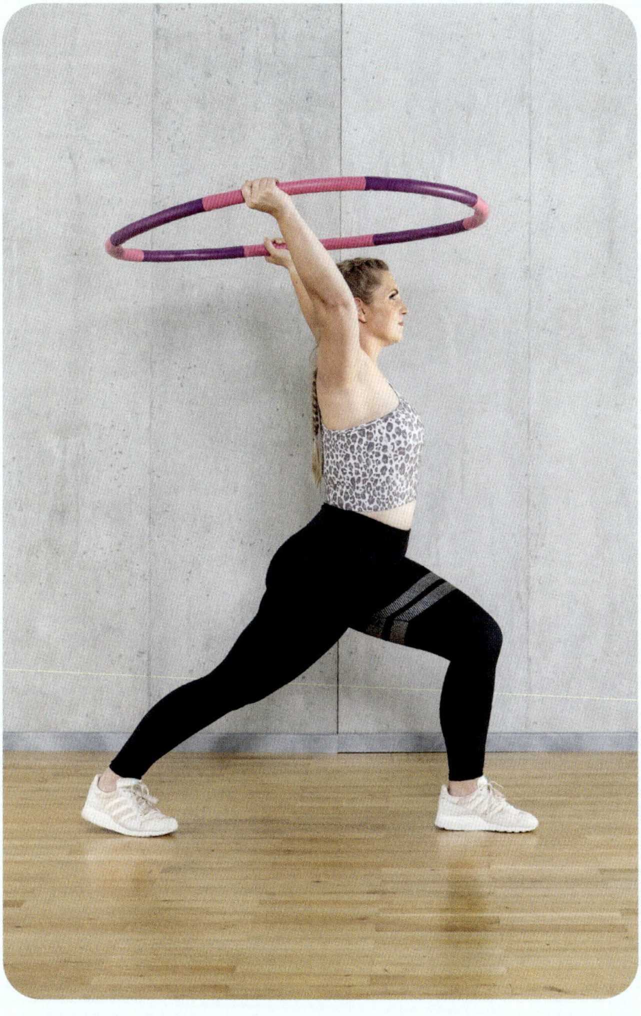

NACKENDEHNEN OHNE REIFEN (G/A)

Eine wichtige Übung, die du auch ohne Training zur Entspannung der Schulter- und Nackenpartie in deinen Alltag einbauen kannst. Ohne Hullern.

- Den Reifen legst du auf dem Boden ab oder stellst ihn kurz zur Seite.
- Du stehst schulterbreit mit leicht gebeugten Knien. Der Blick geht nach vorne, der Rücken ist gerade, der Bauch leicht angespannt. Die Arme lässt du einfach hängen.
- Während dein Körper in dieser Haltung bleibt, neigst du deinen Kopf auf die rechte Seite, dein Ohr zieht in Richtung rechter Schulter, die du bewusst locker lässt.
- Du solltest eine angenehme Dehnung auf der linken Nackenseite spüren.
- Halte diese Dehnung für 30 Sekunden, bevor du die Seite wechselst.

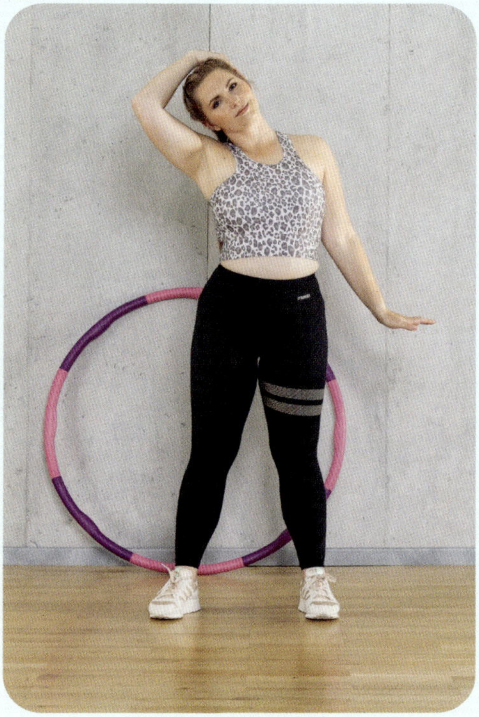

TIPP: Um die Dehnung zu intensivieren, legst du die rechte Hand auf dein linkes Ohr und verstärkst damit die Seitneigung des Kopfes sanft. Zusätzlich kannst du die linke Schulter bewusst und aktiv nach unten ziehen. Den Arm dafür strecken, den Handrücken Richtung Unterarm ziehen.

GEGRÄTSCHTE VORWÄRTSBEUGE (G/B)

Eine wohltuende Entlastung für Rücken, Schultern und Nacken sowie eine Dehnung der gesamten Körperrückseite. Ohne Hullern.

- Den Reifen legst du auf den Boden und stellst dich hinein.
- Du stehst dabei mit deinen Füßen reifenbreit.
- Aus dieser Position beugst du dich mit dem gesamten Oberkörper nach unten in Richtung Boden. Den Kopf und beide Arme lässt du dabei locker hängen. Fingerspitzen oder Handflächen können den Boden berühren, müssen es aber nicht.
- Konzentriere dich darauf, alle Anspannung in Schultern, Nacken und Rücken loszulassen. Wenn die Dehnung in der Beinrückseite noch zu stark ist oder dein unterer Rücken schmerzt, beuge deine Knie etwas weiter.
- Rolle dich Wirbel für Wirbel wieder auf. Solltest du Rückenprobleme haben, komme mit geradem Rücken nach oben.
- Halte die Dehnung für 30 Sekunden.

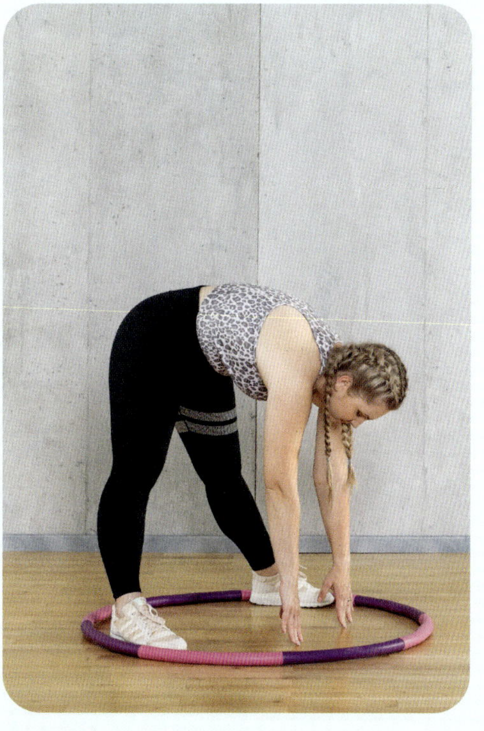

TIPP: Sollte dir nach dem Aufrichten schwindelig sein, lege kurz beide Hände auf deinen Kopf.

BRUSTÖFFNER

Eine wunderbare Dehnübung für die Brust- und Schultermuskulatur und damit auch für alle, die viel am Schreibtisch sitzen. Ohne Hullern.

- → Du stehst schulterbreit mit leicht gebeugten Knien. Der Blick geht nach vorne, der Rücken ist gerade, dein Bauch leicht angespannt.
- → Den Reifen greifst du mit der linken Hand auf 11 Uhr, mit der rechten Hand auf 1 Uhr und hebst ihn über deinen Kopf auf den Rücken.
- → Deine Ellenbogen ziehen bewusst nach hinten, das Gewicht des Reifens nutzt du, um eine angenehme Dehnung in Schultern und Brustkorb entstehen zu lassen. Indem du dich samt Reifen leicht nach links und rechts beugst, kannst du die Dehnung etwas verlagern.
- → Achte unbedingt darauf, die Bauchspannung zu halten, um nicht ins Hohlkreuz zu fallen.
- → Halte die Dehnung für 30 Sekunden.

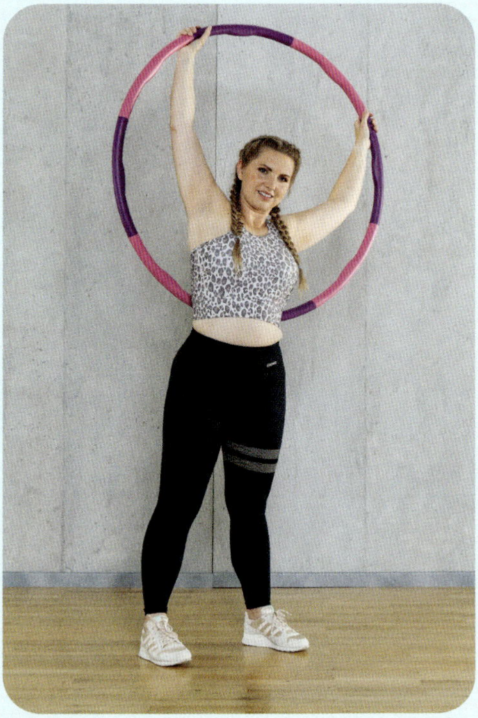

HULLERN IN ENTSPANNTER GEBETSHALTUNG

Das Hula-Hoop-Pendant zum Auslaufen, um das Herz-Kreislauf-System langsam wieder herunterzufahren.

- Du stehst schulterbreit mit leicht gebeugten Knien, wirfst den Reifen ab und hullerst in entspanntem Tempo.
- Deine Handflächen berühren sich vor der Brust, als würdest du beten. Übe keinen großen Druck auf, sondern halte die Hände locker. Dazu atmest du gleichmäßig durch die Nase ein und durch den Mund aus.
- Freue dich, dass du aktiv etwas für deinen Körper getan hast, und lasse den Reifen kreisen, bis dein Puls und dein Kopf ganz zur Ruhe gekommen sind.

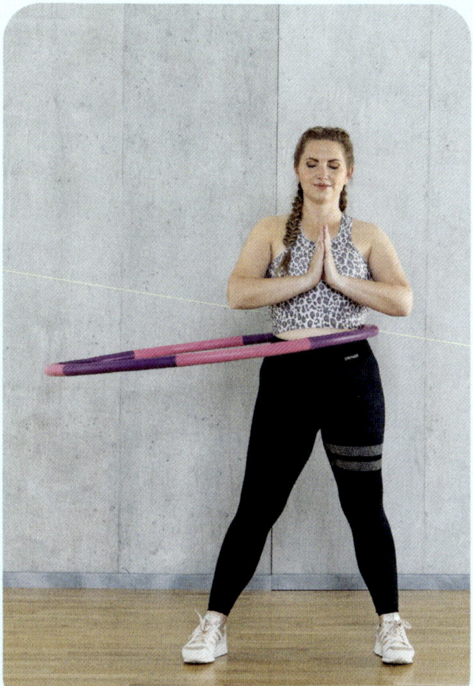

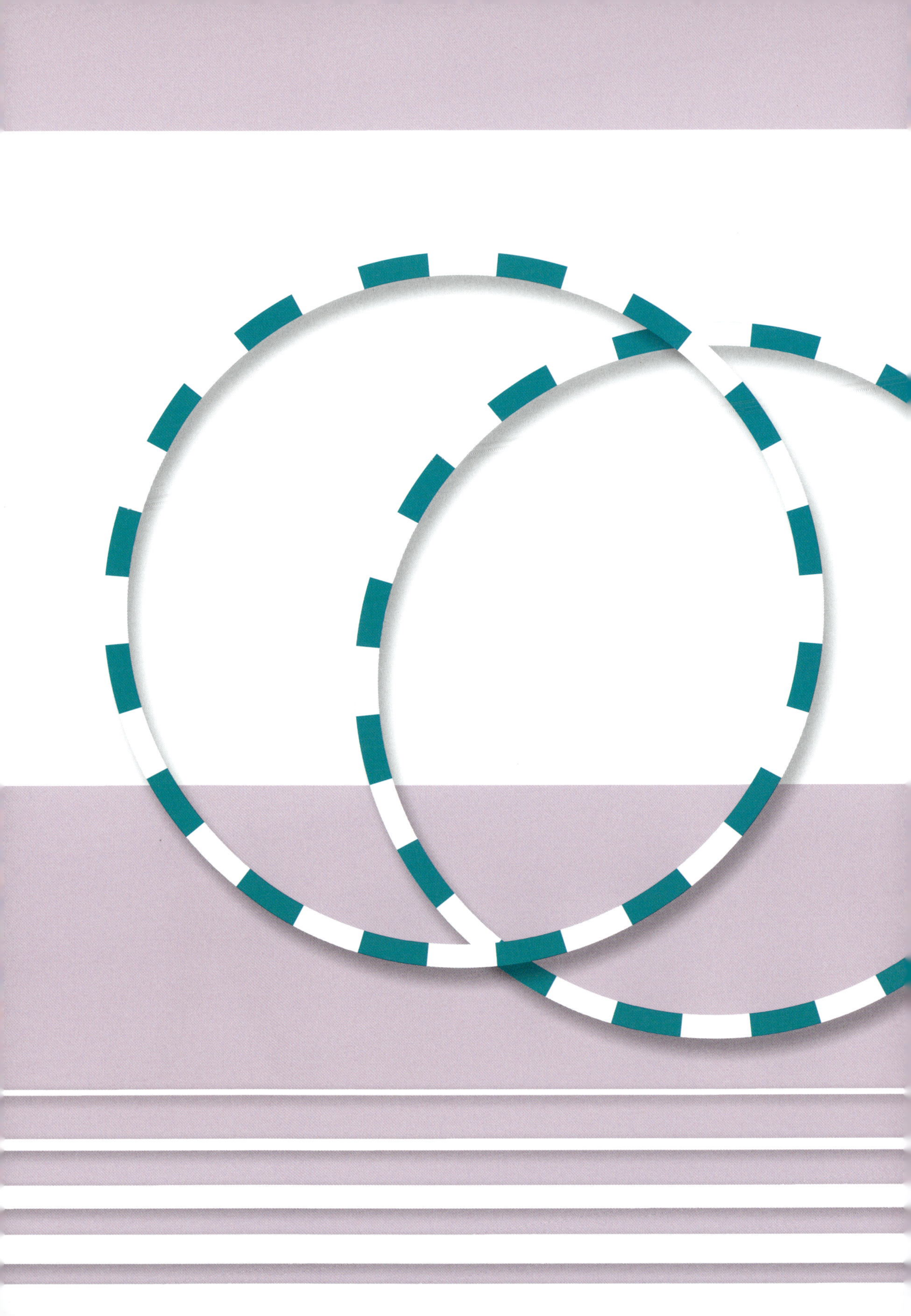

LET'S WORKOUT:
DIE PLÄNE

BAUCH-BEINE-PO

Dauer: ca. 30 Minuten
Jede Übung 1 Minute lang ausführen.
Dazwischen jeweils eine Pause von
20 Sekunden für Einsteiger oder
10 Sekunden für Fortgeschrittene.

WARM-UP

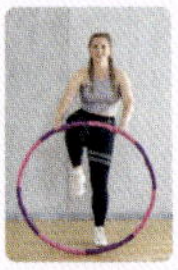

High-Knee-March (siehe Seite 35)

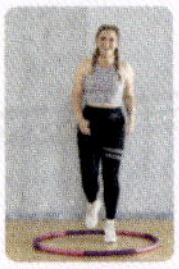

Im Reifen laufen (siehe Seite 30)

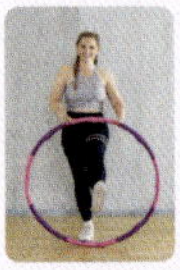

Leg-Swings durch den Reifen (siehe Seite 36)

HAUPTÜBUNGEN – 2 DURCHGÄNGE

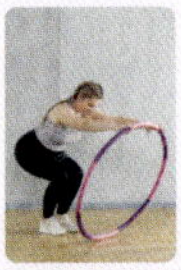

Ski-Squats (siehe Seite 40)

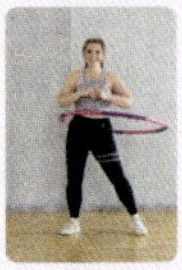

Side-Taps (siehe Seite 52)

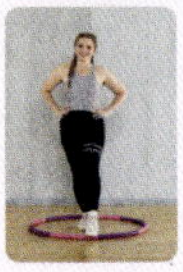

Reifen-Taps im Uhrzeigersinn (siehe Seite 88)

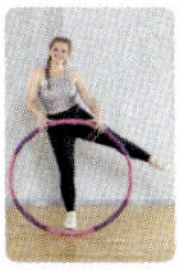

Seitliches Beinheben + High Knees (siehe Seite 96)

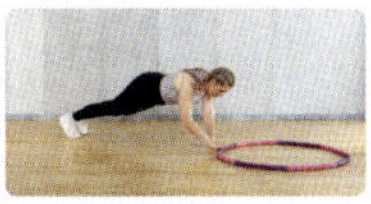

Plank mit Hand-Taps (siehe Seite 86)

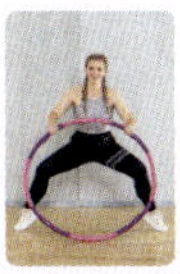

Calf-Raises in der Sumo-Squat (siehe Seite 98)

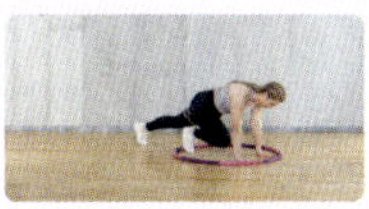

Slow Burpees (siehe Seite 92)

COOL-DOWN

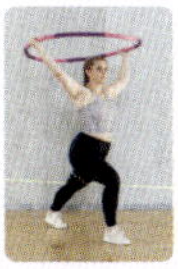

Krieger I mit Reifen (siehe Seite 108)

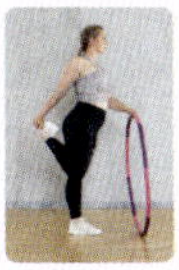

Oberschenkel-Stretch (siehe Seite 102)

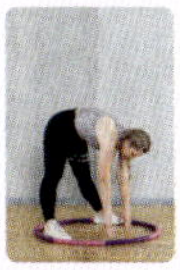

Gegrätschte Vorwärtsbeuge (siehe Seite 111)

STARKE ARME

Dauer: ca. 30 Minuten
Jede Übung 1 Minute lang ausführen.
Dazwischen jeweils eine Pause von
20 Sekunden für Einsteiger oder
10 Sekunden für Fortgeschrittene.

WARM-UP

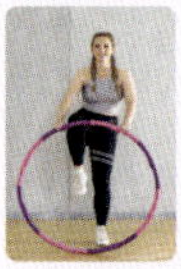

High-Knee-March (siehe Seite 35)

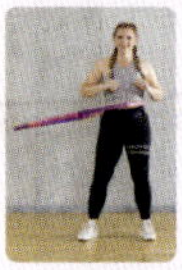

langsames Hullern (siehe Seite 27)

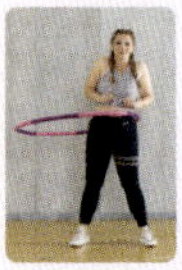

Schulterkreisen (siehe Seite 28)

HAUPTÜBUNGEN – 2 DURCHGÄNGE

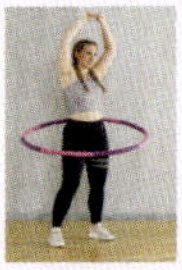

Latzug (siehe Seite 48)

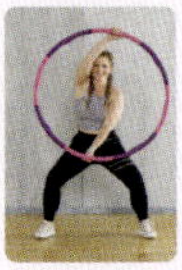

Busfahrer (siehe Seite 56)

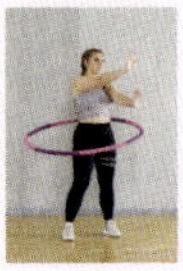

Scheibenwischer (siehe Seite 45)

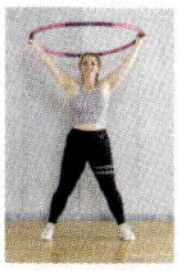
Hampelmann mit Reifen (siehe Seite 62)

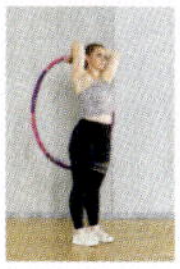
Trizepsdrücken (siehe Seite 99)

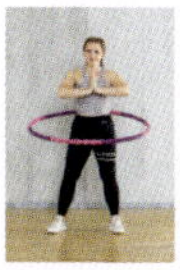
Hullern in aktiver Gebetshaltung (siehe Seite 82)

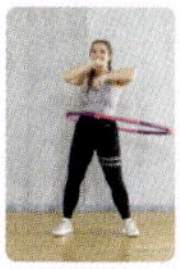
Wolle aufwickeln (siehe Seite 61)

COOL-DOWN

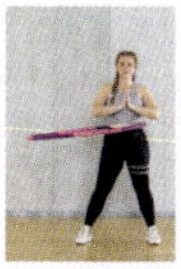
Hullern in entspannter Gebetshaltung (siehe Seite 113)

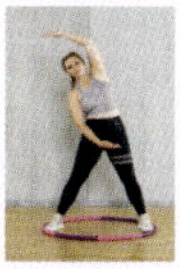
Side-Stretch ohne Reifen (siehe Seite 104)

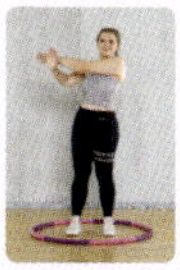
Schulter-Stretch (siehe Seite 103)

KNACK-PO

Dauer: ca. 30 Minuten
Jede Übung 1 Minute lang ausführen.
Dazwischen jeweils eine Pause von
20 Sekunden für Einsteiger oder
10 Sekunden für Fortgeschrittene.

WARM-UP

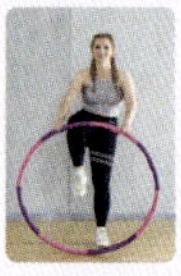

High-Knee-March (siehe Seite 35)

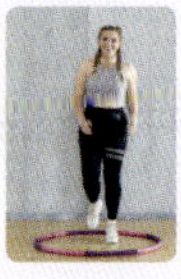

Im Reifen laufen (siehe Seite 30)

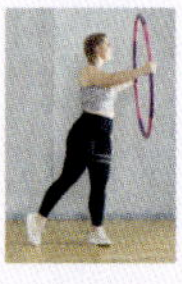

Side-to-Side-Rotation (siehe Seite 29)

HAUPTÜBUNGEN – 3 DURCHGÄNGE

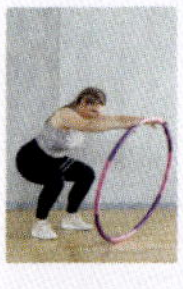

Squats am Reifen (siehe Seite 38)

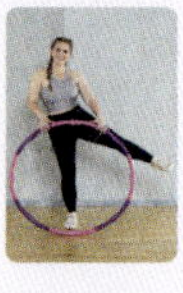

Seitliches Beinheben + High Knees (siehe Seite 96)

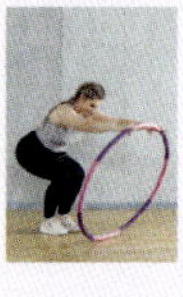

Ski-Squats (siehe Seite 40)

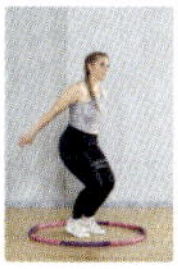

Jump-in-and-out (siehe Seite 84)

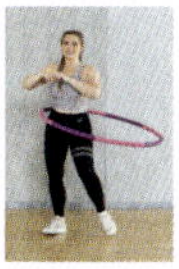

Cha-Cha-Steps (siehe Seite 78)

COOL-DOWN

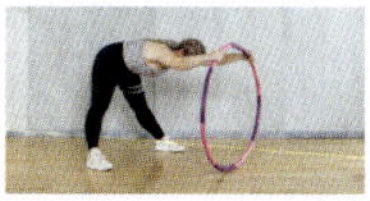

Tisch am Reifen (siehe Seite 106)

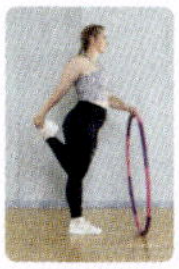

Oberschenkel-Stretch (siehe Seite 102)

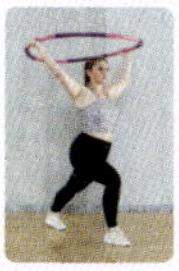

Krieger I mit Reifen (siehe Seite 108)

GANZKÖRPER

Dauer: ca. 30 Minuten
Jede Übung 1 Minute lang ausführen.
Dazwischen jeweils eine Pause von
20 Sekunden für Einsteiger oder
10 Sekunden für Fortgeschrittene.

WARM-UP

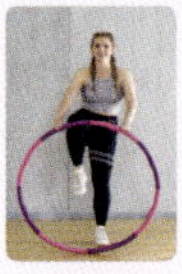

High-Knee-March (siehe Seite 35)

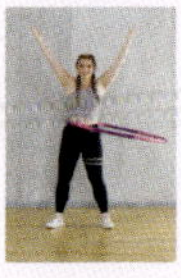

VWTU (siehe Seite 46)

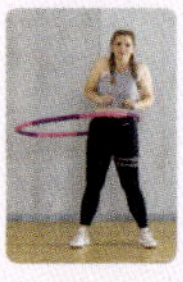

Schulterkreisen (siehe Seite 28)

HAUPTÜBUNGEN – 2 DURCHGÄNGE

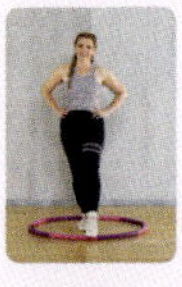

Reifen-Taps im Uhrzeigersinn (siehe Seite 88)

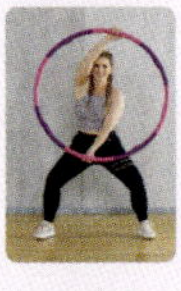

Busfahrer (siehe Seite 56)

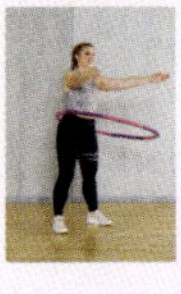

Arm-Federn vor dem Körper (siehe Seite 80)

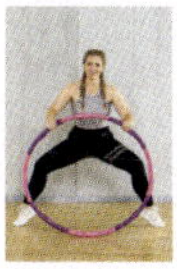

Calf-Raises in der Sumo-Squat (siehe Seite 98)

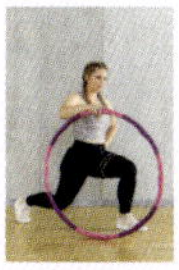

Lunges (siehe Seite 42)

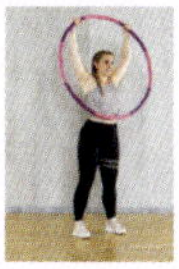

Frontheben mit Reifen (siehe Seite 95)

COOL-DOWN

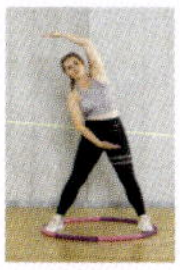

Side-Stretch ohne Reifen (siehe Seite 104)

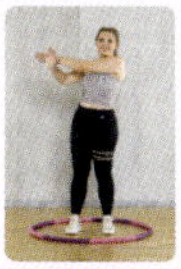

Schulter-Stretch (siehe Seite 103)

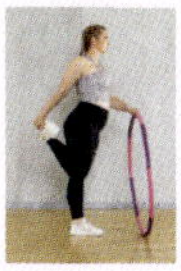

Oberschenkel-Stretch (siehe Seite 102)

BLITZWORKOUT

Dauer: ca. 15–20 Minuten
Jede Übung 1 Minute lang ausführen.
Dazwischen jeweils eine Pause von
20 Sekunden für Einsteiger oder
10 Sekunden für Fortgeschrittene.

WARM-UP

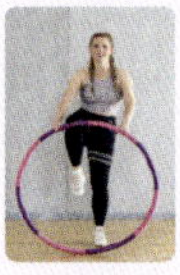

High-Knee-March (siehe Seite 35)

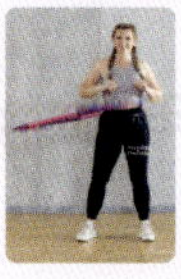

langsames Hullern (siehe Seite 27)

HAUPTÜBUNGEN – 3 DURCHGÄNGE

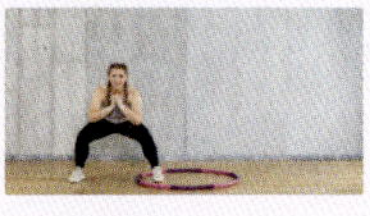

Walking-Squats über den Reifen (siehe Seite 76)

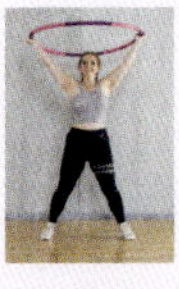

Hampelmann mit Reifen (siehe Seite 62)

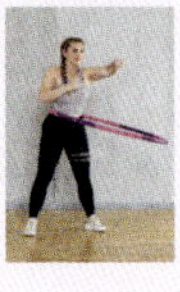

Boxen (siehe Seite 83)

COOL-DOWN

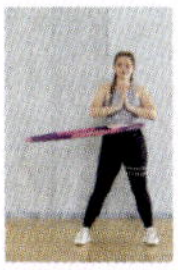

Hullern in entspannter Gebetshaltung (siehe Seite 113)

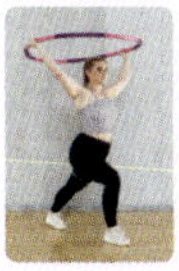

Krieger I mit Reifen (siehe Seite 108)

250 KALORIEN

Dauer: ca. 30 Minuten
Jede Übung 1 Minute lang ausführen.
Dazwischen jeweils eine Pause von
20 Sekunden für Einsteiger oder
10 Sekunden für Fortgeschrittene.

WARM-UP

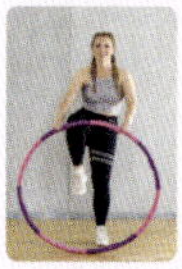

High-Knee-March (siehe Seite 35)

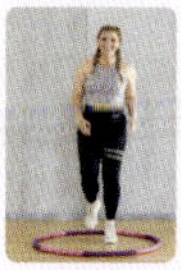

Im Reifen laufen (siehe Seite 30)

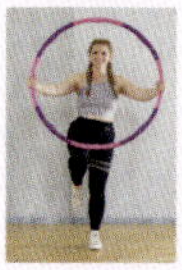

Auf der Stelle laufen (siehe Seite 34)

HAUPTÜBUNGEN – 3 DURCHGÄNGE

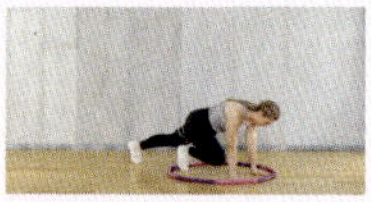

Slow Burpees (siehe Seite 92)

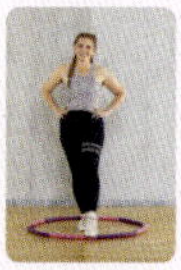

Reifen-Taps im Uhrzeigersinn (siehe Seite 88)

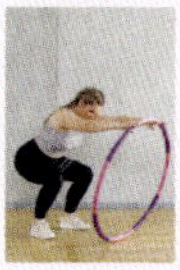

Squats am Reifen (siehe Seite 38)

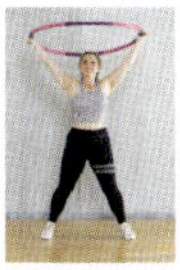

Hampelmann mit Reifen (siehe Seite 62)

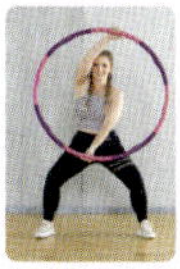

Busfahrer (siehe Seite 56)

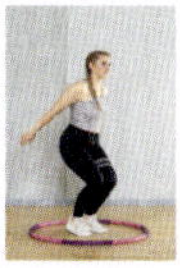

Jump-in-and-out (siehe Seite 84)

COOL-DOWN

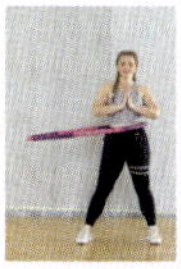

Hullern in entspannter Gebetshaltung (siehe Seite 113)

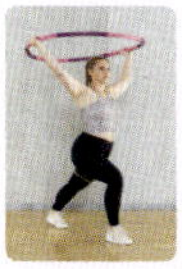

Krieger I mit Reifen (siehe Seite 108)

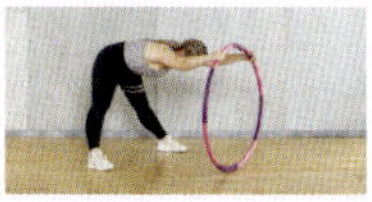

Tisch am Reifen (siehe Seite 106)

OHNE-HULLERN-WORKOUT

Dauer: ca. 30 Minuten
Jede Übung 1 Minute lang ausführen. Dazwischen jeweils eine Pause von 20 Sekunden für Einsteiger oder 10 Sekunden für Fortgeschrittene.

WARM-UP

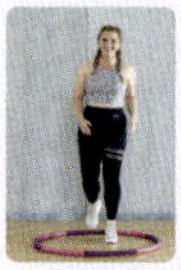

Im Reifen laufen (siehe Seite 30)

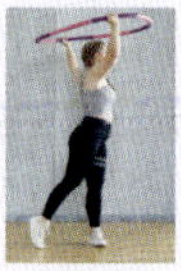

Rotation mit dem Reifen über Kopf (siehe Seite 31)

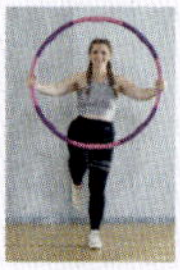

Auf der Stelle laufen (siehe Seite 34)

HAUPTÜBUNGEN – 2 DURCHGÄNGE

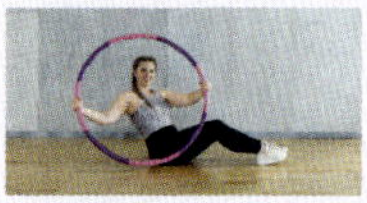

Russian Twists mit Reifen (siehe Seite 58)

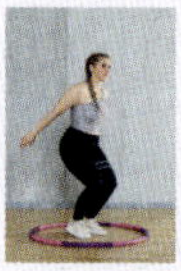

Jump-in-and-out (siehe Seite 84)

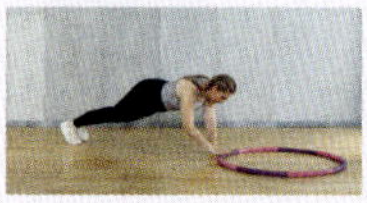

Plank mit Hand-Taps (siehe Seite 86)

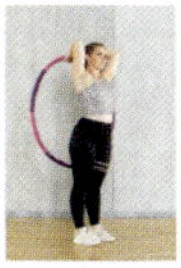

Trizepsdrücken (siehe Seite 99)

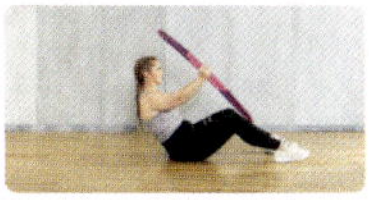

Sit-ups mit Reifen (siehe Seite 90)

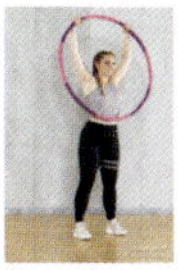

Frontheben mit Reifen (siehe Seite 95)

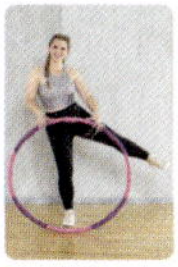

Seitliches Beinheben + High Knees (siehe Seite 96)

COOL-DOWN

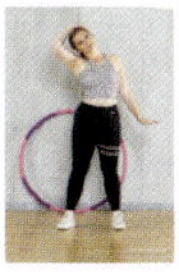

Nackendehnen ohne Reifen (siehe Seite 110)

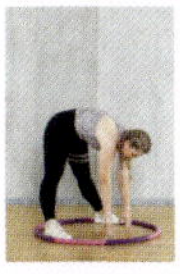

Gegrätschte Vorbeuge (siehe Seite 111)

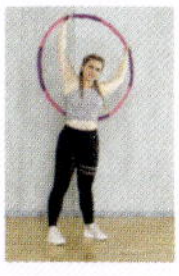

Brustöffner (siehe Seite 112)

DAS BAUKASTEN-SYSTEM

Damit du dir jederzeit dein persönliches Workout zusammenbasteln kannst, habe ich mir ein einfaches Baukasten-System überlegt. Der Grundaufbau folgt dabei der Logik meiner fertigen Pläne: 2–3 Warm-up-Übungen (Seiten 27–37), 12 Hauptübungen (Seiten 38–99), 2–3 Cool-down-Übungen (Seiten 100–113). Ansonsten solltest du für die Erstellung eigener Pläne folgende Leitlinien beachten:

Warm-up: Da alle zehn vorgestellten Warm-up-Übungen den ganzen Körper beanspruchen, kannst du dich für deine 2–3 Lieblingsübungen daraus entscheiden. Diese führst du dann einmal für je 1 Minute aus. Dazwischen planst du jeweils 10–20 Sekunden Pause ein.

Hauptteil: Für die Kernübungen triffst du am besten zunächst die Entscheidung, wie dein Workout aufgebaut sein soll. Ich empfehle insgesamt 12 Übungen anzupeilen. Damit ergeben sich drei sinnvolle Möglichkeiten, die da wären: 12 Einzelübungen, 2 Blöcke à 6 Übungen oder 3 Blöcke à 4 Übungen.

Warm-up	2–3 Übungen	ab Seite 27
Hauptteil 1x	12 Übungen	ab Seite 38
Cool-down	2–3 Übungen	ab Seite 100
Warm-up	2–3 Übungen	ab Seite 27
Hauptteil 2x	6 Übungen	ab Seite 38
Cool-down	2–3 Übungen	ab Seite 100
Warm-up	2–3 Übungen	ab Seite 27
Hauptteil 3x	4 Übungen	ab Seite 38
Cool-down	2–3 Übungen	ab Seite 100

Du entscheidest, ob du Lust auf den bunten Mix aus 12 verschiedene Übungen hast oder dich lieber auf zwei oder sogar nur eine Muskelgruppe konzentrieren möchtest. Ich persönlich mag Workouts mit weniger unterschiedlichen Übungen und mehreren Blöcken lieber, da das Training meines Erachtens durch die Wiederholungen derselben Übungen besonders effektiv ist. Aber auch die größere Abwechslung hat ihren Reiz. Im zweiten Schritt suchst du dir aus den 40 vorgestellten Hauptübungen deine Favoriten für das angestrebte Workout aus. Dafür geben dir die Großbuchstaben in Klammern hinter den Übungs-Namen Orientierung, welche Muskelgruppe du mit der Übung vor allem trainierst.

A: Arme & Oberkörper B: Beine G: Ganzkörper

So kannst du bewusst einen Fokus setzen oder einen Plan zur Verbesserung deiner Gesamtfitness zusammenstellen, der viele verschiedene Übungen beinhaltet. Solltest du Gewicht reduzieren wollen, sind alle Übungen besonders empfehlenswert, die große Muskelgruppen trainieren. Denn je größer der Muskel, desto mehr Kalorien werden beim Training verbrannt. Beispiele sind der Gesäß- und Oberschenkelmuskel oder der Latissimus, der breite Rückenmuskel. Egal, wie dein Plan aussieht, führst du jede der Übungen 1 Minute aus und gönnst dir dann je nach Fitnesslevel oder Tagesform 10–20 Sekunden Pause vor der nächsten Übung.

Cool-down: Für den Cool-down reichen dir 2–3 Übungen aus den 10 verfügbaren. Hier solltest du entweder Ganzkörperübungen, wie beispielsweise das Hullern in entspannter Gebetshaltung, wählen oder Übungen für die Muskelgruppen heraussuchen, auf die du dich im Hauptteil deines Workouts fokussiert hast. Angaben zur empfohlenen Ausführungszeit findest du in der jeweiligen Übungsbeschreibung.

Bevor du loslegst, noch zwei allgemeine, praktische Tipps: Notiere dir dein Workout am besten auf einen großen Zettel und hänge diesen gut sichtbar auf. Zum Timen von Belastung und Pausen empfehle ich dir einen Tabata-Timer. Davon gibt es eine bunte Auswahl, auch viele kostenlose, im App-Store. Wenn du gerne mit Musik trainierst, gibt es auch Tabata-Playlists mit Songs, die gut erkennbare, wechselnde Sequenzen für Trainings- und Pausenzeiten haben. Natürlich kannst du auch ganz „oldschool" mit dem Blick auf die Uhr arbeiten. Schau einfach, was für dich am besten funktioniert, und dann: Trau dich an dein erstes eigenes Workout und habe Spaß!

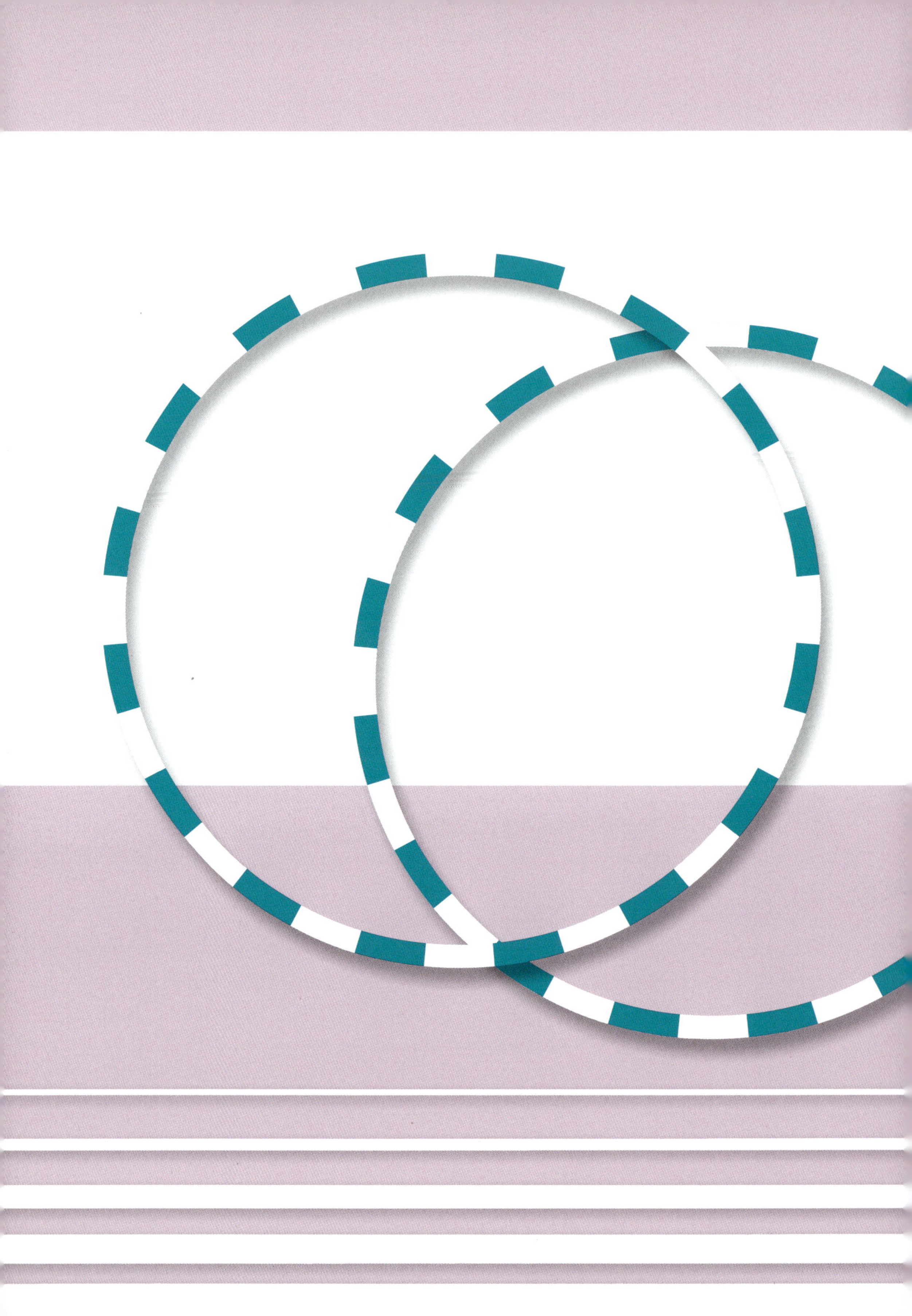

LITTLE BIT MORE

FAQ

Über die Zeit haben sich viele Fragen rund um das Thema Hula-Hoop in meinem Postfach eingefunden. Die wichtigsten beantworte ich hier einmal gesammelt:

F: Wie lagere ich meinen Reifen am besten?
A: Lege deinen Reifen flach auf den Boden oder hänge ihn mit einer speziellen Halterung an der Wand auf. Dadurch bleibt er länger stabil, als wenn du ihn auf den Boden gestellt an die Wand lehnst.

F: Mein Reifen wirkt auf einmal instabil. Gibt es einen Erste-Hilfe-Tipp?
A: Ja! Reifen auseinanderbauen und neu – anders als vorher – wieder zusammenbauen. Kann man auch einfach immer mal wieder zwischendurch für die Langlebigkeit des Reifens machen.

F: Ich habe blaue Flecken. Kann ich weiter trainieren?
A: Klassisch Hullern bitte nicht! Aber natürlich kannst du trotzdem mit dem Reifen trainieren. Probiere doch das „Ohne-Hullern-Workout" von Seite 128 oder suche dir aus dem Übungsteil ab Seite 27 Übungen aus, bei denen der Reifen nicht kreisen muss.

F: Ich bin blutige Anfängerin! Wie starte ich am besten?
A: Übe Bauchspannung und den Abwurf in beide Richtungen. Sobald du den Reifen oben halten kannst, versuche das für 2–5 Minuten pro Tag. Nach einer Woche kannst du dich langsam steigern (siehe „Starter-Plan" auf Seite 20).

F: Ich hullere schon länger. Wann kann ich auf einen schwereren Reifen umsteigen?
A: Sobald du ohne blaue Flecke und große Anstrengung etwa 30 Minuten hullern kannst.

F: Ich finde Hula-Hoop gar nicht anstrengend. Was mache ich falsch?
A: Nichts! Nicht für jeden ist jede Sportart gleich anstrengend und um Kalorien zu verbrennen, muss man nicht

zwingend übermäßig schwitzen. Wenn du aber mehr machen willst, baue doch einfach Workouts in dein Reifen-Training ein.

F: Ich habe meine Periode. Darf ich trotzdem hullern?
A: Logisch! Erlaubt ist, was dir guttut. Sport während der Menstruation kann sogar gegen den Periodenschmerz helfen.

F: Ich bin schwanger. Ist Hula-Hoop trotzdem möglich?
A: Das ist individuell unterschiedlich. Bitte kläre diese Frage mit deinem Gynäkologen und/oder deiner Hebamme.

F: Ich kriege beim Hullern Knieschmerzen. Warum?
A: Wahrscheinlich hältst du deine Knie zu steif oder bewegst sie während des Hullerns zu viel. Wichtig ist, dass deine Knie durchgängig leicht gebeugt sind, du einen festen Stand hast und die Bewegung, die den Reifen oben hält, vor allem aus der Hüfte kommt. Huller am besten einmal vor einem Spiegel oder filme dich selbst, um deine Haltung zu korrigieren.

F: Nach einiger Zeit tut mir der Nacken weh. Darf das sein?
A: Nein. Das ist ein Zeichen, dass du deinen Schultergürtel verkrampfst. Versuche ganz bewusst, beim Hullern die Schultern fallen zu lassen, und bewege deinen Kopf immer wieder von links nach rechts und zurück.

F: Meine Beine und Füße verkrampfen beim Hullern. Was kann ich tun?
A: Wechsle die Huller-Richtung regelmäßig, verlagere dein Gewicht während des Trainings immer wieder von einem auf das andere Bein und hebe zwischendurch deine Füße leicht an. Generell ist das Halten der Bauchspannung wichtig, um in einer gesunden Körperhaltung zu bleiben.

F: Muss man beim Hullern schwitzen, damit es effektiv ist?
A: Nein. Anstrengung und Kalorienverbrauch äußern sich nicht zwingend über Schweiß! Wenn du das Training mit Reifen aber anstrengender gestalten möchtest, baue zusätzliche Übungen oder Workouts ein.

F: Verteilt sich das Fett durch Hula-Hoop um?
A: Natürlich nicht! Das ist anatomisch nicht möglich und absoluter Humbug.

F: Wie viele Kalorien verbrennt man bei 60 Minuten Hullern?
A: Das kommt auf die Intensität des Trainings und deinen Körperbau an.

F: Meine Smartwatch hat keine Hula-Hoop-Funktion – was stelle ich also ein?
A: Du kannst einfach „Workout" einstellen. Das haben die meisten Uhren und es kommt dem Hullern am nächsten.

F: Kann man innere Verletzungen davon bekommen?
A: Nein.

RAT & ERSTE HILFE BEI BLAUEN FLECKEN

F: Warum bekomme ich überhaupt blaue Flecken?
A: Dein Bindegewebe rund um die Hüften reagiert auf das Gewicht des Reifens, das bei jeder Umdrehung immer wieder auf dieselben Punkte „schlägt". Dabei werden Blutgefäße im Bindegewebe verletzt, was zu den bläulichen Verfärbungen unter der Haut führt.

F: Wie vermeide ich blaue Flecken?
A: Indem du deinem Körper Zeit gibst, sich langsam an den Massageeffekt des Reifens zu gewöhnen. Das bedeutet: Sei anfangs nicht zu ehrgeizig und übe maximal 2–5 Minuten täglich. Verlängere deine Trainingszeiten auch danach nur minutenweise. Benutzte zum Einstieg keine zu schweren Reifen und keine mit Noppen.

F: Muss ich bei blauen Flecken wirklich sofort pausieren?
A: Ein ganz klares Ja! Auch wenn das radikale Huller-Verbot, vor allem anfangs, wenn du total motiviert bist, doof ist. Aber trotz blauer Flecken weiter zu trainieren, kann zu schlimmeren Hämatomen und Verhärtungen führen.

F: Wie lange muss ich pausieren?
A: Meist dauert der Heilungsprozess ei-

nige Tage. In jedem Fall solltest du warten, bis die blauen Flecken nicht mehr schmerzen und kaum mehr sichtbar sind.

F: Kann ich außer Warten etwas tun, das die Heilung unterstützt?
A: Das Eincremen mit Arnikasalbe kann helfen.

F: Warum bekomme ich nach etwas Übung keine blauen Flecken mehr?
A: Das Bindegewebe festigt sich durch regelmäßiges Training, sodass es den kreisenden Reifen dann gut aushält.

F: Was kann ich tun, wenn sich mein Körper nicht an den Reifen gewöhnt und ich immer wieder blaue Flecken bekomme?
A: Probiere einen Hula-Hoop-Gürtel aus. Das ist ein breites Bauchband aus Neopren, das die Stöße des Reifens durch seine polsternde Wirkung etwas abmildert. Zusätzlich wärmt es den Bauch- und Hüftbereich und kann durch eine verbesserte Durchblutung den Fettabbau unterstützen.

ABNEHMTIPPS

Abnehmratgeber gibt es wie Sand am Meer und schlaue Tipps noch viel mehr. Trotzdem möchte ich dir hier meine Top-10-Tipps verraten, die dein Hula-Hoop-Workout unterstützen und dir helfen, fit und schlank zu werden.

1. Viel Trinken! Du solltest gute 2 Liter pro Tag schaffen; wenn du viel Sport machst, noch mehr. Beim Hula-Hoop eignen sich besonders stilles Wasser oder ungesüßte Tees.

2. Viele Wege führen nach Rom – oder in diesem Fall zur Abnahme! Ob WW, Kalorienzählen, Intervallfasten, Low Carb oder Trennkost – es muss zu dir und deinem Lebensstil passen, denn nur dann schaffst du es, auf Dauer durchzuhalten.

3. Ein Geburtstag, ein Geschäftsessen oder ein anderes soziales Event steht im Kalender? Plane an diesem Tag die übrigen Mahlzeiten entsprechend! Gibt es nachmittags Kuchen oder abends ein Festessen, dann lässt du einfach Frühstück oder Mittagessen kleiner ausfallen. Bist du im Restaurant, dann kannst du mit ein paar gesunden Entscheidungen das Essen entspannt genießen:

- Finger weg vom Brotkorb
- Salatdressing/Soße immer separat bestellen, so kannst du selbst dosieren
- Wasser oder Weißwein statt ein hochkalorisches Getränk
- Hochkalorische Beilagen wie z. B. Pommes gegen Ofengemüse, Reis oder Salat austauschen lassen.
- Langsam essen und immer mal wieder das Besteck ablegen! So setzt die Sättigung früher ein und du bist schneller satt.
- Nachtisch darf sein – aber teil ihn dir doch mit jemandem und achte auf den Zuckergehalt.

4. Sei nicht zu hart zu dir selbst! Abnehmen ist kein Sprint, sondern ein Dauerlauf. Es wird auch Tage oder sogar Wochen geben, an denen es langsamer läuft oder ganz stagniert. Auch der Körper braucht Pausen. Wichtig ist, dass du immer wieder weitermachst!

5. Suche dir Verbündete! Ob du dir in deinem privaten Umfeld Mitabnehmer oder Unterstützer suchst, ihr auf der Arbeit eine Gruppe gründet oder du dir online, z. B. bei meinen „Abnehmpartner gesucht"-Posts bei @ thecosmococo oder in meiner Facebook Gruppe „Corinna motiviert – Die Abnehmgruppe" Unterstützung holst, ist dabei völlig egal.

6. So unterstützend wie dein Umfeld sein kann, so sehr kann es dich auch runterziehen. Doofe Sprüche von Bekannten oder ein Pizza- und Pommes-vernichtender Ehepartner können so eine Abnahme wirklich zum Spieß-

rutenlauf machen. Versuche dir hier bereits im Voraus schlagfertige, aber freundliche Gegenargumente bereitzulegen, die klar machen, dass hier eine Grenze überschritten wird.

7. Um abzunehmen, musst du nicht zum Profisportler werden. Mache Sport, der dir Spaß macht und baue mehr Bewegung in deinen Alltag ein: Treppe statt Aufzug, kleine Erledigungen zu Fuß oder mit dem Rad machen, beim Einkaufen möglichst weit weg parken oder im Büro die Mittagspause mal für einen Spaziergang nutzen. Das sind alles kleine, aber sehr effektive Tipps.

8. Egal welchen Weg du einschlägst, um abzunehmen, es ist immer okay, ihn wieder zu ändern. Du hast dich für Low Carb entschieden, aber auf einmal wird dein Verlangen nach Nudeln, Brot und Kartoffeln so groß, dass es kaum auszuhalten ist?! Nicht schlimm, dann zählst du eben ab jetzt Kalorien. Es ist wirklich keine Schande, wenn man seinen Plan immer wieder neu gestaltet.

9. Setze dich hin, nimm Zettel und Stift zur Hand und notiere dein „Warum"! Warum willst du abnehmen? Warum beginnst du jetzt? Hebe diesen Zettel gut auf, du kannst auch ein Vorher-Bild dazulegen – so hast du deine Gründe immer bei dir, wenn dir mal die Motivation abhandenkommt.

10. Versuche dich selbst schon im Prozess der Abnahme zu lieben. Du machst das alles FÜR dich! Du bist es dir wert Zeit, Geld und Schweiß in dich zu investieren. Du wirst sehen, wenn du merkst, dass du das alles aus Liebe zu dir machst, dann wird es dir auch viel leichter fallen.

GRUND- UND LEISTUNGSUMSATZ

Der Grundumsatz ist die Energiemenge (in Kalorien), die dein Körper pro 24 Stunden zur Aufrechterhaltung seiner Funktionen benötigt. Der zusätzliche Energiebedarf für die Verrichtung von Muskeltätigkeiten, wird Leistungsumsatz genannt. Angegeben wird dieser als Faktor mit einem Wert zwischen 0,95 und 2,4. Grundumsatz mal Leistungsumsatz ergibt die Gesamtkalorienmenge pro Tag. Die Harris-Benedict-Formel liefert eine gute Näherung für den Grundumsatz:

Für Frauen: Grundumsatz [kcal/24 h] = 655,1 + (9,6 * Körpergewicht [kg]) + (1,8 * Körpergröße [cm]) – (4,7 * Alter [Jahre])

Für Männer: Grundumsatz [kcal/24 h] = 66,47 + (13,7 * Körpergewicht [kg]) + (5 * Körpergröße [cm]) – (6,8 * Alter [Jahre])

Der Leistungsumsatz lässt sich mithilfe der nachfolgenden PAL-Werte-Tabelle abschätzen. In dieser sind mögliche Tätigkeiten nach ihrem "Physical Activity Level", also Aktivitätsniveau, eingeordnet. Der tägliche Leistungsumsatz errechnet sich, indem jeder Faktor mit der Anzahl an Stunden multipliziert wird, die mit dieser Aktivität verbracht wird. Die Summe daraus, dividiert durch 24 Stunden, ergibt den durchschnittlichen täglichen Faktor.

Beispiel-Tag: (0,95*8 h Nachtruhe + 1,5*9 h Büroarbeit + 1,4*2 h Fahrzeit + 1,6*4 h Essen/Zubereitung/Anziehen/Duschen/Fernsehen + 2,0*1 h Sport)/24 h = 1,35

Faktor	Aktivität	Beispiel
0.95	schlafen	
1.2	nur sitzend oder liegend	gebrechliche Menschen
1.4–1.5	sitzend, kaum körperliche Aktivität	Büroarbeit am Schreibtisch
1.6–1.7	überwiegend sitzend, gehend und stehend	Studenten, Schüler, Taxifahrer
1.8–1.9	hauptsächlich stehend und gehend	Verkäufer, Kellner, Handwerker
2.0–2.4	körperlich anstrengende Arbeit	Landwirte, Hochleistungssportler

WEITERFÜHRENDE LITERATUR

• Moll, Ralf (2019): "Typgerecht Intervallfasten. Dauerhaft entgiften für mehr Fitness und Gesundheit"; Paperback/Klappenbroschur, 208 Seiten.
• Dahlke, Ruediger (2018): "Kurzzeitfasten. Mit Esspausen gesünder, länger und schlanker leben"; Paperback/Broschur, 192 Seiten.
• Bertram, Oliver (2019): "Die Women's Health Diät. Schlank, gesund und fit mit der Powerkombi aus Intervallfasten und Fitnesstraining"; Paperback/Klappenbroschur, 224 Seiten.

IT'S A WRAP

So, wir sind schon am Ende angekommen und ich hoffe sehr, dass du mit meinem Buch den Einstieg in die Welt des Hula-Hoops geschafft hast und schon ganz viele Workouts mit dem Reifen nachmachen konntest. Gerne möchte ich dir für deine weitere Hula-Hoop-Karriere noch ein paar hilfreiche Adressen an die Hand geben.

Meine favorisierten Online-Shops für den Kauf von Reifen:

www.mighty-peaks.de
www.hoopomania.de
www.powerhoop.com
www.proiron.net
www.amazon.de
®NOURIX© Store

Solltest du noch offene Fragen oder Lust auf gemeinsame Live-Workouts und Challenges haben, dann freue ich mich jederzeit über einen Kommentar, eine Nachricht oder deinen Besuch auf meinem Instagram-Account @thecosmococo.

Bis dahin, alles Liebe! Deine Corinna

DANKSAGUNG

An erster Stelle möchte ich mich bei dir bedanken – für dein Interesse an mir und meinem Buch und dafür, dass du es bis zum Schluss gelesen hast: DANKE!

Meiner Familie gilt mein ganz besonderer Dank! Meiner Mama, die mich in der Entstehungszeit des Buches so sehr mit den Jungs unterstützt hat, meinem Papa, der nun auch fleißig hullert, meinen Jungs, die so viel Verständnis hatten, dass Mama schreiben muss, und natürlich meinem Mann Enrico!

Tausend Dank an Eva, Nina und das ganze Team vom Südwest Verlag.

Und last but not least geht ein großes Dankeschön an meine wunderbare Instagram-Community. Danke für euer Interesse, den Erfahrungsaustausch, den Zuspruch in schwierigen Phasen, eure Nachrichten, Kommentare, Likes und natürlich die regelmäßige und fleißige Teilnahme an meinen Workouts. Ohne euch, ihr Lieben, wäre das angezeigte Gewicht auf meiner Waage sehr wahrscheinlich weniger erfreulich, jedes Workout würde nur halb so viel Spaß machen und ganz sicher gäbe es ohne euch dieses Buch nicht!

IMPRESSUM

1. Auflage

BILDNACHWEIS

Fotografie: Forster & Martin
Haare/Make-up: Saskia Stoewer
Model: Corinna Loroff

Für die freundliche Unterstützung der Fotoproduktion danken wir:
Stronger und Mighty Peaks

Projektleitung: Eva Wagner
Bildredaktion: Sabine Kestler
Redaktion: Katharina Kirchschlager
Korrektorat: Barbara Kohl
Herstellung: Timo Wenda
Covergestaltung: Veruschkamia, München
Layout, Satz: LAYER-CAKE Jürgen Kiermeier, Glonn
DTP und Litho: Mohn Media Mohndruck GmbH, Gütersloh
Druck & Bindung: Litotipografia Alcione, srl, Lavis
Printed in Italy

FSC www.fsc.org
MIX
Papier aus verantwortungsvollen Quellen
FSC® C021956

Penguin Random House Verlagsgruppe FSC® N001967
ISBN 978-3-579-10091-3